T0132854

Kohlhammer

Der Autor

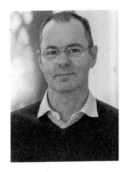

Dr. Ludger Tebartz van Elst ist Arzt, Neurowissenschaftler und Professor für Psychiatrie and Psychotherapie an der Klinik für Psychiatrie und Psychotherapie der Albert-Ludwigs-Universität in Freiburg im Breisgau.

Er studierte Philosophie und Medizin an den Universitäten Freiburg im Breisgau, Manchester (UK), New York University (NY – USA) und Zürich (Schweiz).

Er ist Stellvertretender Ärztlicher Direktor an der Klinik für Psychiatrie und Psychotherapie des Universitätsklinikums Freiburg, Leiter der Sektion für Experimentelle Neuropsychiatrie, Leiter des Forschungsverbunds Freiburg Brain Imaging Center der Universitätsklinik Freiburg und Vorsitzender des Referats Neuropsychiatrie der Deutschen Gesellschaft für Psychiatrie und Psychotherapie (DGPPN).

Seine speziellen klinischen Interessen- und Forschungsschwerpunkte beinhalten die Neurobiologie und Psychotherapie der Entwicklungsstörungen (Autismus, ADHS und Tic-Störungen) sowie der organischen und schizophreniformen psychotischen Störungen. Methodisch fokussiert er sich dabei auf die verschiedenen Methoden der bildgebenden Hirnforschung, der Neuroimmunologie sowie der visuellen Psychophysik und Elektrophysiologie.

Darüber hinaus setzt er sich seit Jahrzehnten intensiv mit Themen der theoretischen Medizin und Philosophie auseinander und geht dabei Fragen der Psychobiologie von Wahrnehmen, Fühlen, Denken, Verhalten, Freiheit und Motivation nach.

Ludger Tebartz van Elst

Jenseits der Freiheit

Vom transzendenten Trieb

Verlag W. Kohlhammer

1. Auflage 2021

Alle Rechte vorbehalten
© W. Kohlhammer GmbH, Stuttgart
Gesamtherstellung: W. Kohlhammer GmbH, Stuttgart

Print:
ISBN 978-3-17-034665-9

E-Book-Formate:
pdf: ISBN 978-3-17-034666-6
epub: ISBN 978-3-17-034667-3
mobi: ISBN 978-3-17-034668-0

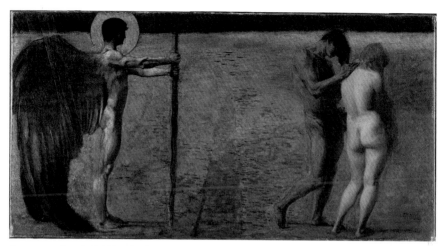

Franz von Stuck (1863–1928), Vertreibung von Adam und Eva aus dem Paradies, Paris, Musée d'Orsay (Copyright © bpk/RMN – Grand Palais/Patrice Schmidt)

»… Dann gebot Gott, der HERR, dem Menschen: Von allen Bäumen des Gartens darfst du essen, doch vom Baum der Erkenntnis von Gut und Böse darfst du nicht essen; denn am Tag, da du davon isst, wirst du sterben.«
Genesis 2,16–17

Die Vertreibung aus dem Paradies ist mehr als eine fromme Legende. Sie symbolisiert den Moment in der Evolution der Menschheit und der Biografie eines jeden Menschen, in dem die psychobiologische Entwicklung zu Bewusstsein, Erkenntnis und Selbstbewusstsein führt. Die Frucht des Baums der Erkenntnis weitet den kognitiven Raum. Freiheit entsteht. Der Mensch erkennt den eigenen Tod, verlässt zwangsläufig das Paradies der kindlichen Unmündigkeit und Unbekümmertheit. Das ist die Geburtsstunde des transzendenten Triebs. Für ein freies, erkennendes, transzendentes Subjekt ist der Weg zurück versperrt.

»Der verdrängte Trieb gibt es nie auf, nach seiner vollen Befriedigung zu streben, die in der Wiederholung eines primären Befriedigungserlebnisses bestünde; alle Ersatz-, Reaktionsbildungen und Sublimierungen sind ungenügend, um seine anhaltende Spannung aufzuheben, und aus der Differenz zwischen der gefundenen und der geforderten Befriedigungslust ergibt sich das treibende Moment, welches bei keiner der hergestellten Situationen zu verharren gestattet, sondern nach des Dichters Worten ›ungebändigt immer vorwärts dringt‹ (Mephisto im Faust, I, Studierzimmer).«
Sigmund Freud, Jenseits des Lustprinzips (1920, S. 51)

Inhalt

Vorwort

Die Psychiatrie ist eine Wissenschaft an der Grenze. Wie keine andere Disziplin bewegt sie sich an der Grenze zwischen Natur- und Geisteswissenschaft, zwischen strenger empirischer Forschung und populärwissenschaftlicher Deutung, zwischen den kausalen Gesetzmäßigkeiten der Biologie und der zielgerichteten Verursachung von Verhalten, die Kennzeichen des Lebens ist.

Gegenstand der psychiatrischen Medizin sind die komplexesten biologischen Phänomene, die es gibt: die Wahrnehmung, die Emotionen, das Denken, Wollen und Streben und schließlich das Verhalten von Menschen. Als klinische Wissenschaft hat die Psychiatrie das Privileg, auf ganz intime Art und Weise am Denken, Wollen, Leiden und Glück der behandelten Menschen teilhaben zu dürfen. Gleichzeitig müssen dieselben Phänomene aus der objektiven Außenperspektive der vergleichenden Verhaltensforschung (Ethologie) betrachtet, analysiert und bewertet werden.

Mit unseren Patientinnen und Patienten fragen wir uns immer wieder gemeinsam: Warum denken, fühlen, wollen und handeln Menschen so, wie sie es de facto tun? Muss das eigene Erleben und Streben vor allem als Ausdruck neurophysiologischer und biochemischer Prozesse begriffen werden? Ist es angemessen, das eigene Wollen und Verhalten überhaupt als frei zu begreifen? Oder ist unser Leben vollständig determiniert durch physikalisch-biochemische Prozesse, deren Komplexität wir kaum fassen können?

Dass Freiheit nicht als Theorie oder Grundannahme begriffen werden sollte, sondern vielmehr als ein empirisch fassbares, körperliches, biologisches Phänomen, welches durch die Eroberung der Zeit und die Erkenntnisfähigkeit von Lebewesen entsteht, ist in zwei früheren Werken des Autors (BioLogik; Freiheit) thematisiert worden (Tebartz van Elst 2003[1]; TvE 2015). Dabei wurde der psychobiologische Weg in der Entwicklungsgeschichte des Lebens und der Lebensgeschichte eines Menschen bis hin zur Grenze, zum Phänomen der Freiheit, analysiert und beschrieben.

Dieses Buch thematisiert nun Fragen diesseits und jenseits dieser Grenze, diesseits und jenseits der Freiheit. Denn wer sein eigenes Wahrnehmen, Fühlen, Denken, Wollen und Handeln und das der Gruppen in einer Gesellschaft beobachtet (den Diskurs), wird schnell feststellen: es gibt erkennbare und benennbare Muster und Stereotypien in der kognitiven Welt. So gestaltlos die Welt des Men-

---

1 Der Autorenname »Tebartz van Elst« wird in den Literaturverweisen im Folgenden mit »TvE« abgekürzt.

talen auch sein mag, sie ist nicht ohne Struktur, sie funktioniert nicht ohne Gesetzmäßigkeiten.

Diese Strukturen und Gesetzmäßigkeiten der psychobiologischen Räume, in denen Willensfreiheit stattfindet, sollen in diesem Buch bedacht werden.

Es zeigt sich: Willensfreiheit und die Freiheit des Verhaltens sind nichts Absolutes. Sie finden nicht außerhalb der Gesetzmäßigkeiten der Naturwissenschaft statt, sondern sind als körperliches, psychobiologisches Phänomen in diese eingebettet. Und freies Verhalten bezieht sich notwendig auf unfreie, weil nicht unmittelbar-veränderbare Gegebenheiten: den eigenen Körper, die eigene Persönlichkeit, Krankheiten und Behinderungen (das Diesseits der Grenze). Aber auch die gesellschaftliche Umwelt, die Sprache und Kultur, mit denen alles Bedeutungsvolle im eigenen Leben überhaupt erst begriffen wird, treten dem wollenden Menschen als unfreie Gegebenheit gegenüber (das Jenseits der Freiheit).

In dieser Gemengelage von überwiegend unfreien Rahmenbedingungen bewegt sich das Wollen und Verhalten eines Menschen. Beide haben Gründe, zumindest teilweise erkennbare und benennbare Bewegkräfte, die Ursachen von Bewegungen und Verhalten sind. Als übergeordnete endogene, der Biologie des Lebens an sich erwachsene Bewegkräfte werden aus objektiver Perspektive die Triebe identifiziert. Ihnen entsprechen aus subjektiver Perspektive des Selbsterlebens die Bedürfnisse. Dem objektiven Sexualtrieb entspricht das subjektive Bedürfnis nach Sexualität. Der fundamentale Lebenstrieb führt bei Lebewesen, die die eigene Vergänglichkeit begreifen, aus objektiver Sichtweise zum transzendenten Trieb. Aus subjektiver Perspektive entsprechen dem die transzendenten Bedürfnisse oder – in einer anderen Sprechtradition – das Bedürfnis nach Sinn.

Auf transzendente Beweggründe wird im postmodernen Denken nur wenig reflektiert. Wahrscheinlich liegt das u. a. daran, dass es im allgemeinen Diskurs unserer Zeit eng mit religiösem Denken verknüpft vorgestellt wird, welches vielen als antiquiert gilt. Dabei stellen die religiösen transzendenten Systeme zwar die bekanntesten Beispiele transzendenter Kognition und Motivation dar – aber sicher nicht die einzigen.

Schon im Buch Freiheit (TvE 2015) wurden das Musterhafte, Stereotype, Immer-Wieder-Kehrende und Vorhersagbare im Wahrnehmen, Denken, Erleben und Verhalten von Menschen als die Stigmata des Unfreien beschrieben. Solche Stigmata der Unfreiheit können nach meiner Analyse auch im transzendenten Erleben und Verhalten von Menschen erkannt werden. Sie scheinen mir im säkularen wie im sakralen Denken und Verhalten eng mit transzendenter Übertreibung, Extremismus und Fanatismus verknüpft zu sein.

Freiheit als neurokognitiver Auftrag bedeutet für den Einzelnen wie für die Gesellschaft unter anderem auch die Aufgabe, solche potentiell sehr schädlichen Strukturen der Unfreiheit zu erkennen und an ihrer Überwindung zu arbeiten.

Wenn ich mit diesem Buch dazu einen kleinen Beitrag leisten kann, würde mich das sehr freuen.

Der Gedankengang dieses Buches baut systematisch auf den vorherigen Publikationen BioLogik (TvE 2003) und Freiheit (TvE 2015) auf und setzt das dort entwickelte Denken fort. Um unnötige Redundanzen zu vermeiden, wird im Text daher immer wieder verkürzt auf die Argumentation in diesen Werken verwiesen, ohne die entsprechenden Gedankengänge hier im Detail zu wiederholen.

Abschließend möchte ich an dieser Stelle all den Menschen danken, mit deren Hilfe ich im diskursiven Austausch, in kontroverser und affirmativer Diskussion die hier vorgestellten Überlegungen entwickeln konnte: meiner Frau an erster Stelle, meiner Familie, Großfamilie, meinen Kolleginnen und Kollegen an der Klinik (besonders am Mittagstisch), der Universität und Forschung. Danken möchte ich vor allem aber auch meinen Patientinnen und Patienten. Ich erlebe es als Privileg und Geschenk, in meinem beruflichen Alltag an den vielfachen Besonderheiten, Eigenheiten, Faszinosa und Alltäglichkeiten ihrer Wahrnehmungen, ihres Denkens, ihrer Ängste und Sorgen, ihrer Wünsche und Aspirationen und ihres Wollens, Hoffens und Glaubens auf intime Art und Weise teilhaben zu dürfen. All diese Erfahrungen sind die eigentliche empirische Grundlage dieses Buches. Danken möchte ich schließlich dem Kohlhammer Verlag, Frau Brutler, Frau Reutter und vor allem Herrn Dr. Poensgen, der dieses Buch von Beginn an wohlwollend unterstützt und durch seine Überarbeitung und Anregungen sehr bereichert hat.

Ludger Tebartz van Elst
Freiburg im Breisgau, November 2020

Einleitung

Freiheit ist ein Phänomen der Grenze. Es gibt keine Freiheit im leblosen Raum, sondern nur an den äußersten Rändern der psychobiologisch erschlossenen Welt. Freiheit gebiert Transzendenz und braucht Struktur. Die konkrete Form der Struktur, die den leeren Raum erschließt und damit zur freien Welt macht, hat Bedeutung für die Ökologie dieser Welt. Wer die Gesetzmäßigkeiten und Wirkkräfte im Grenzraum diesseits und jenseits der Freiheit nicht kennt, ist ihrer Dynamik wehrlos ausgeliefert.

Dies sind die Kerngedanken, die in diesem Buch systematisch entwickelt werden.

Dazu wird zunächst der Frage nachgegangen, was das Leben bewegt. Warum verhalten Tiere und Menschen sich so, wie sie es de facto tun? Dies ist der klassische Forschungsgegenstand der vergleichenden Verhaltensforschung, der Ethologie. Und so können die in diesem Buch erarbeiteten Überlegungen auch als ethologische Reflexionen auf die Verhaltensmuster von Menschen verstanden werden. Zu diesen Fragen werden in Kapitel 1 Antworten aus der klassischen Philosophie, der biologischen Psychologie und der Motivationspsychologie gesammelt und analysiert (▶ Kap. 1). Die Kerngedanken der für das abendländische Denken so einflussreichen Freud'schen Triebtheorie werden ebenso dargestellt wie das ebenfalls sehr einflussreiche Modell der Maslow'schen Bedürfnispyramide. Schon an dieser Stelle taucht der auch in diesem Buch zentral entwickelte Gedanke der transzendenten Motivation auf. Im Weiteren werden die verschiedenen motivationalen Begrifflichkeiten, die in den verschiedenen Fachsprachen der Philosophie, Psychologie und Medizin nebeneinander bestehen, wie Trieb, Bedürfnis, Emotion, Motiv, Ziel etc., systematisch erfasst, analysiert und operationalisiert. Es wird darauf hingewiesen, dass der auch von Freud zentral verwendete Trieb-Begriff Verhalten aus der objektiven Beobachterperspektive beschreibt, während der Bedürfnis-Begriff in erster Linie auf das subjektive Erleben triebhaft organisierter Verhaltensweisen abhebt. Als grundsätzliches Axiom wird das Postulat eines Lebenstriebs festgehalten. Dieser liegt auch der allgemein anerkannten Darwin'schen Evolutionstheorie als fundamentale Bewegkraft zugrunde. Davon abgeleitet werden für die verschiedenen Organisationsformen des Lebens auf der Erde verschiedene Triebbereiche: die vegetativen Triebe, die vor allem pflanzliches Verhalten erklären, die animalischen Triebe, welche die weitaus komplexeren tierischen Verhaltensweisen verständlich machen, und die kognitiven Triebe, welche aus den wachsenden kognitiven Fähigkeiten der zunehmend intelligenten Tiere erwachsen. Als bisher komplexeste Variante dieser kognitiven Triebe, die aus der Erkenntnis des eigenen Todes unter der Bedingung des fortbestehenden fundamentalen Lebenstriebs zwangsläufig entstehen, werden die transzendenten Triebe identifiziert. Derart motivierte Verhaltensweisen zielen ab auf eine imaginierte Überwindung der eigenen Vergänglichkeit durch Einbettung des eigenen Verhaltens in größere, das eigene Leben übersteigende (transzendierende) Sinnzusammenhänge.

Im zweiten Kapitel dieses Buches wird das Diesseits freien Verhaltens in den Blick genommen (▶ Kap. 2). Aufbauend auf den im Buch Freiheit (TvE 2015) erarbeiteten Überlegungen werden die Bedingtheiten potentiell freier Verhaltensweisen in den alltäglichen Situationen konkreten Lebens analysiert und beschrieben. Ganz konkret und vor dem Hintergrund klinischer Beobachtungen und Analysen wird beschrieben, wie der Raum potentiell freien Verhaltens strukturiert ist. Denn Freiheit ist weder ein theoretisches Abstraktum noch ein idealistisches Postulat, sondern ein konkretes, empirisches, körperliches, psychobiologisches Phänomen. Freiheit braucht den Raum struktureller Rigidität, um sich davon abheben zu können. Die konkreten Strukturen, die ich dabei meine erkannt zu haben, und das daraus hervorgegangene heuristische SPZ-Modell fußen ganz wesentlich auf Theorie- und Modellbildungen im Zusammenhang mit meiner klinischen psychiatrischen Arbeit. Entsprechende Gedanken wurden ansatzweise auch bereits in einer Vielzahl von medizinischen Fachbüchern und -artikeln veröffentlicht.

Im dritten Kapitel dieses Buches wird die Umwelt in den Blick genommen, in die sich freies und damit potentiell transzendentes Verhalten zwangsläufig einbetten muss (Jenseits der Freiheit) (▶ Kap. 3). Der Raum der kognitiven Vorstellungswelt ist potentiell völlig grenzenlos. Faktisch ist er es aber nicht. Denn lange bevor sich die kognitiven Möglichkeiten eines Individuums in seiner Biographie und Entwicklungsgeschichte voll entwickeln, wurde dieser potentiell grenzenlose Raum intensiv bearbeitet, gestaltet, begrenzt, geordnet und strukturiert. Er ist überfüllt von Bildern, Wörtern, Begriffen, Theorien, Ge- und Verboten. Diese wurden über die Sprache und gesellschaftliche Kommunikation an den einzelnen Menschen herangetragen und ihm auch aufoktroyiert, ohne dass sich das Individuum zunächst dazu verhalten könnte. Als wirkmächtigstes Phänomen ist hier sicher die Muttersprache zu nennen. Als fundamentales »kognitives Betriebssystem« eröffnet diese dem Individuum nicht nur die grenzenlose Welt des Mentalen, sondern sie begrenzt und strukturiert diese auch sofort wieder. Dies geschieht in Form der vielen Begriffe, Theorien, Weltanschauungen, Erzählungen, Symbole und Sätze, die als Prägungen mit der Primärsprache wie Muttermilch aufgesogen werden. Die Kultur eines Menschen repräsentiert die ökologische Umwelt, in die potentiell freies Verhalten eingebettet ist. Und ganz ähnlich wie auf individueller Ebene die konkrete problematische Entscheidungssituation kritisch durch persönlichkeitsstrukturelle Rigiditäten eingeengt wird, kann dies auch für die kollektive gesellschaftliche Ebene erkannt werden. Denn auch dort wird der gesellschaftliche Diskurs (kollektive problematische Situation, in der sich gesellschaftliche Handlungsfreiheit in Form von Verhaltensalternativen entwickelt) bedingt und eingeengt durch die »Persönlichkeit der Gesellschaft«: Sitten, Bräuche, Traditionen, Identitäten, Wertvorstellungen, Gesetze usw. Und ähnlich wie auf individueller Ebene phasische und teilweise krankhafte Zustände des Körpers (Infektionen,

Hormonstatus, Depressionen, Angstzustände, Psychosen) den Entscheidungsfreiraum auf ganz typische und musterhafte Art und Weise beeinflussen und einengen, kann dies auch auf gesellschaftlicher Ebene in Form von Zuständen wie Krieg, Bürgerkrieg, Revolution, Wirtschaftskrise, Pandemie, Boom, Blüte und Hype erkannt werden.

Nachdem die Bedingtheiten individuell freien Handelns vor dem Hintergrund persönlichkeitsstruktureller und krankhafter Einengungen (Diesseits der Freiheit) sowie gesellschaftlich ökologischer Faktizitäten (Jenseits der Freiheit) beschrieben und analysiert wurden, rückt in Kapitel 4 erneut der transzendente Trieb als die in diesem Buch im Fokus stehende Bewegkraft menschlichen Verhaltens ins Zentrum der Überlegungen (▶ Kap. 4). Es werden ausgehend von der Analyse klassisch religiöser Verhaltensweisen Kriterien transzendenten Verhaltens entwickelt. Ausführlich wird der Frage nachgegangen, in welcher Beziehung transzendente Motivation und Religion zueinander stehen. Auch die Suggestion des frühen Freuds, höhere Kulturleistungen könnten ausschließlich durch Sublimierung (Unterdrückung und Verschiebung) des Sexualtriebs plausibel erklärt werden, wird diskutiert. Es wird festgehalten, dass der transzendente Trieb seine Wirkkraft zwangsläufig bei den Lebewesen entfaltet, die die unausweichliche Realität des eigenen Tods erkennen und trotzdem dem Drang des fundamentaleren Lebenstriebs ausgesetzt sind. Aus subjektiver Perspektive korrespondieren dem die transzendenten Bedürfnisse bzw. das Streben nach Sinn.

Die Beobachtung menschlichen Verhaltens zeigt, dass der transzendente Trieb eine mächtige Wirkkraft ist. Er ist die Kraft, die auf kollektiver Ebene Kulturen und Religionen hervorbringt und auch wieder untergehen lässt. Auf individueller Ebene ermächtigt der transzendente Trieb zu Handlungen, die dem ihm zugrundeliegendem Lebenstrieb sogar widersprechen oder ihn übersteigen: das Opfer, den Märtyrertod und das Selbstmordattentat.

Abschließend wird erneut die gesellschaftliche Ökologie betrachtet, in die der transzendente Trieb eingebettet ist. Ein Kernanliegen des Textes besteht darin, auf den dynamischen Zusammenhang zwischen den psychobiologischen Phänomenen und Wirkkräften diesseits der Freiheit und ihrer transzendenten Gerichtetheit auf einen Raum jenseits ihrer freien Grenzwelt, ihrem Telos (Kultur, Sprache und Religion in ihren vielfältigen auch säkularen Manifestationen) hinzuweisen. Beide Pole dieser psychobiologischen Wirklichkeit sind einem permanenten geschichtlichen Wandel unterworfen, sowohl der psychobiologisch determinierte Pol diesseits als auch der sprachlich-kulturelle Pol jenseits der Freiheit. Im Entwicklungs- und Veränderungsprozess beider Bereiche stehen sich polar entgegengesetzte Organisationsprinzipien erkennbar gegenüber. Das konservativ-bewahrende Organisationsprinzip garantiert dabei die Stabilität und den Fortbestand des Erreichten und das progressiv-verändernde Prinzip die Anpassungsfähigkeit an sich ändernde Umweltbedingungen. Dies gilt sowohl für die psychobiologische Wirklichkeit der lebendigen Körper diesseits als auch für die kulturellen Räume jenseits der Grenze.

Die positiv gegebene, profane wie transzendente Kultur war und ist schon immer Ausgangspunkt, Referenzraum und Horizont für freies Verhalten zu allen Zeiten gewesen. Was bedeutet es vor dem Hintergrund dieser Feststellung, wenn die kollektiven, religiösen wie säkularen, transzendenten Systeme, wie es in den letzten Jahrhunderten und im neuen Jahrtausend mit erkennbar zunehmender Dynamik der Fall ist, zunehmend dekonstruiert werden und an Überzeugungs- und kollektiver Bindungskraft verlieren? Mit der Thematisierung dieser Frage schließt dieses Buch. Denn wenn die zentrale, hier vertretende These stimmt, dass der transzendente Trieb als kognitiver Trieb dem erkennenden Menschen körperlich innewohnt, wird er nicht verschwinden, nur weil sich die kollektive Kultur transzendenter Systeme auflöst. Ganz im Gegenteil können solche kollektiven transzendenten Systeme (Kulturen, Religionen) auch als Instrument begriffen werden, die ungeheure Wirkkraft transzendenter Motivation zu kanalisieren und zu domestizieren. Die totalitären gesellschaftlichen Entwicklungen des letzten Jahrhunderts, die gut erkennbar auch auf profane, kollektive transzendente Motivationen aufbauten, zeigen dies eindrücklich.

Und so wie die sexuelle Aufklärung Voraussetzung dafür ist, dass der Mensch sein Sexualverhalten möglichst frei, autonom und vernünftig verwirklichen kann, so ist nach meiner Analyse eine Selbsterkenntnis und Selbstaufklärung über den transzendenten Trieb Voraussetzung dafür, dass transzendente triebhafte Bedürfnisse – werden sie nun individuell oder kollektiv, säkular oder sakral ausgelebt – nicht irrational befriedigt werden, was verheerende Konsequenzen für das Wohl von Mensch und Natur haben kann.

1 Leben, Verhalten und Motivation

1.1 Was ist Leben?

Was ist Leben? Leben ist das, was Menschen, Tiere und Pflanzen haben, nachdem sie gezeugt wurden und bevor sie sterben. Auch Bakterien und Viren würden die meisten Menschen Leben zusprechen, obwohl es da schon im Detail schwierig werden kann, wenn z. B. ein Wissenschaftler[2] an die neueren Ideen der infektiösen Proteine denkt. Aber sophistische Grenzfragen sollen hier nicht erörtert werden. Mir geht es hier um die klaren Fälle.

Wie häufig entwickelte auch zu dieser Frage schon etwa 340 v. Chr. Aristoteles als einer der ersten eine klare Definition, wenn er sagt, dass ein Lebewesen eine zusammengesetzte Substanz sei, die entweder Geist hat, oder fühlen kann, oder sich bewegen kann, sich ernähren muss und wachsen oder sterben wird (Aristoteles 2011). Moderne Definitionen sehen ganz ähnlich aus, wenn z. B. folgende Kriterien aufgestellt werden (Toepfer 2017):

1. Energie- und Stoffwechsel und damit Wechselwirkung mit der Umwelt.
2. Organisiertheit und Selbstregulation (Homöostase).
3. Fähigkeit, auf Reize der Umwelt zu reagieren.
4. Fortpflanzungsfähigkeit und Vererbung.
5. Wachstum, Entwicklung und Tod.

Im Buch BioLogik habe ich als Kriterien des Lebens Körperlichkeit, Zeitlichkeit, Geschichtsfähigkeit und Erkenntnisfähigkeit entwickelt (TvE 2003, Kap. 1), wobei der Punkt Körperlichkeit die o. g. Aspekte 1, 2+4 beinhaltet, Zeitlichkeit den Aspekt 5, Geschichtsfähigkeit die Aspekte 2+3 und Erkenntnisfähigkeit als Sonderfall der Geschichtsfähigkeit ebenfalls die Punkte 2+3.

Das Leben an sich ist ein faszinierendes und wunderbares Phänomen. Es ist schön und hässlich, liebevoll und grausam, fantastisch und banal, nicht zu fassen. Und dennoch versuchen wir es immer wieder – und so auch ich in diesem Buch.

---

2 Wenn im Folgenden von Wissenschaftlern, Lesern, Autoren o. Ä. die Rede ist, sind selbstverständlich immer Wissenschaftlerinnen, Leserinnen, Autorinnen usw. gleichermaßen gemeint. Um den Lesefluss des Textes nicht zu stören, wird der Einfachheit halber stets das generische Maskulinum verwendet.

Das Leben bleibt rätselhaft, auch wenn wir Menschen Teilaspekte besser verstehen und sinnvolle Theorien über seine Werdensgeschichte entwickeln konnten. Rätselhaft bleibt der Anfang. Der Anfang des Lebens ist für mich genauso rätselhaft wie der Anfang des Universums. Mir sind zumindest keine überzeugenden Erklärungen oder Theorien bekannt.

Die Entwicklungsgeschichte des Lebens konnte dagegen durch die 1859 von Charles Darwin formulierte Evolutionstheorie überzeugend theoretisch erklärt werden. Viele Beobachtungen und Erkenntnisse fügen sich problemlos ein. Fundamentale Widersprüche sind nicht erkennbar. Eine erklärungsmächtigere und zugleich einfachere Theorie zur Entwicklungsgeschichte des Lebens ist nicht erkennbar, so dass sie nach den Prinzipien von William von Ockham als die mächtigste Theorie zur Entwicklungsgeschichte des Lebens anerkannt werden muss.

William von Ockham stellte fest, dass aus logischen Gründen die Theorie als die wirkmächtigste anerkannt werden müsse, die mit den wenigsten Annahmen den größten Umfang an empirischen Beobachtungen überzeugend und widerspruchsfrei erklären könne (»Ockhams Rasiermesser«; vgl. Ockham 1999).

Und dennoch gibt es neben der Frage nach dem Anfang des Lebens eine weitere zentrale Frage, die in der Evolutionstheorie unbeantwortet bleibt bzw. axiomatisch, d. h. durch eine Setzung beantwortet wird.

Wenn Darwin im Titel seines Buches vom »struggle for life«, also vom Kampf um das Leben oder das Überleben spricht, so hat dies Generationen von Menschen wie auch mich überzeugt. Denn sie wissen aus ihren eigenen Erfahrungen, dass der Mensch und alle anderen Lebewesen leben wollen, überleben wollen, das Leben weiter geben wollen an die nächste Generation. Natürlich kennt auch jeder Mensch Beispiele von Menschen, die nicht mehr leben wollen und sich suizidieren. Das stellt aber den grundsätzlichen Drang des einzelnen Menschen und erst recht der Tiere und Pflanzen nach Leben und Überleben nicht in Frage. Dieser Drang scheint den Lebewesen innezuwohnen. Es ist der Lebenstrieb, der Trieb, als Individuum zu leben und in seinen Nachkommen zu überleben – seien es nun die eigenen Kinder oder die Nachkommen einer als zugehörig erlebten Gruppe.

Ohne diesen Überlebensdrang der Individuen und der Arten macht die Evolutionstheorie gar keinen Sinn. Denn das Selektionsprinzip der Darwin'schen Evolutionstheorie braucht den Drang des Lebens und der lebendigen Wesen nach Überleben und Weitergabe des eigenen Lebens als bewegende Grundkraft. Gäbe es diese Kraft nicht, würde das Selektionsprinzip offensichtlich nicht funktionieren. Umso wichtiger ist es zu erkennen, dass dieses Grundprinzip, der Drang nach Leben und Überleben, als Phänomen an sich unerklärt, rätselhaft, sakral und verborgen bleibt.

Warum ist das so, dass das Leben leben will? Eine nicht-axiomatische Erklärung innerhalb des empirisch-naturwissenschaftlichen Denksystems gibt es nicht. Der denkende Mensch verhält sich an dieser Stelle pragmatisch. Er gibt dem unerklärten Phänomen einen Namen, einen Begriff: den Lebenstrieb. Der Begriff macht das Phänomen scheinbar begreifbar. Man kann es greifen, mit ihm umgehen. Der Begriff funktioniert und wird dadurch zur Erkenntnis (TvE 2003). Aber dennoch sollte sich niemand täuschen lassen, dass gerade dieser zentrale Begriff für die Erklärung der Werdensgeschichte des Lebens völlig unerklärt bleibt! Er ist eine Setzung, eine Grundannahme, ein Axiom.

An dieser Stelle ergänzen viele Menschen eine transzendente Erklärung. Sie wählen einen neuen Begriff, der den Lebenstrieb erklären soll. Sie nennen ihn Gott. Der Begriff funktioniert für sie und wird dadurch für sie zur transzendenten Erkenntnis (ebd.).

In diesem Buch geht es nicht darum, diese Denkentscheidung zu bewerten. Vielmehr soll es darum gehen zu verstehen, wieso Menschen so denken, wie sie denken und was sie dazu bewegt, so zu denken, wie sie denken. Es geht also um die Struktur des Raums der Freiheit.

Aus rein empirisch-naturwissenschaftlicher Perspektive kann hier zunächst einmal Folgendes festgehalten werden:

1. Eine umfassende Definition des Phänomens Leben steht nach wie vor aus.
2. Die Dynamik der Werdensgeschichte des Lebens ist durch die Evolutionstheorie überzeugend darstellbar.
3. Die Frage nach dem Anfang des Lebens ist unbeantwortet.
4. Der Lebens- und Überlebenstrieb bilden die entscheidende Wirkkraft der Evolutionstheorie. Dieser Trieb ist eine Setzung, ein Axiom, eine unbegründete – vielleicht auch innerhalb der Naturwissenschaft unbegründbare – Grundannahme.

> Leben ist ein körperliches, zeitliches (objektives) und geschichtliches (subjektives) Phänomen. Der Anfang des Lebens und die fundamentale Bewegkraft des Lebens (Lebenstrieb, d. h. warum das Leben nach Weitergabe und Diversifizierung zu streben scheint) sind unverstanden.

1.2 Die Bewegkräfte von Leben und Verhalten

Was macht das Leben lebendig? Was unterscheidet Lebendiges von nicht Lebendigem? Und was bewegt das Leben? Sucht man nach Antworten auf diese Fragen in der Geistesgeschichte, kommt man wie so häufig an dem größten Theoretiker der Antike nicht vorbei, Aristoteles. Dieser entwickelte seine Sichtweise in dem Buch ›Περὶ ψυχῆς‹, lateinisch geschrieben »perí psychḗs«, übersetzt »de Anima« oder zu Deutsch »Über die Seele« (Aristoteles 2011).

1.2.1 Was das Leben bewegt – über die Seele

Aristoteles sieht als Grund für das Leben und das Lebendige die Seele. Diese denkt er sich in Abgrenzung zu früheren griechischen Philosophen nicht als eine Substanz außerhalb des Körpers, sondern als ein Lebensprinzip, welches dem lebendigen Körper innewohnt. Damit setzt er sich von der Sichtweise seines Lehrers Platon ab. Dieser vertrat eine dualistische Weltsicht und glaubte, die Seele würde als eigene Substanz dem Körper zukommen und ihn dadurch beleben. Diese dualistische Sichtweise war und ist in der Geschichte sehr wirkmächtig und findet ihren Ausdruck etwa in mittelalterlichen Gemälden, in denen die Seele wie ein weißes Gespinst den Körper durch den Mund im Augenblick seines Todes verlässt. Aristoteles dachte sich die Seele zwar auch als das belebende Prinzip des Körpers, jedoch nicht substantiell als von diesem getrennt. Vielmehr sah er sie als ein dem Körper innewohnendes Wirkprinzip, seine »Entelechie« oder Zielursache. Dem Körper ohne Seele kommt Leben in seinem Denken nur als Möglichkeit, als Potenz, zu. Der lebendige Körper ist dagegen beseelt. Anders als in Platons dualistischem Denken kommt der Seele also kein eigenes, unabhängiges Dasein zu. Damit ist sein Denken viel anschlussfähiger an postmoderne, atheistische und wissenschaftliche Weltanschauungen, die jede Form existentiellen Daseins jenseits der konkreten Körperlichkeit meist negieren.[3] Platon dagegen mit seiner dualistischen Weltsicht scheint vordergründig leichter vereinbar zu sein mit dualistischen Weltanschauungen und Jenseitsvorstellungen, wie sie etwa in den großen monotheistischen Religionen des Judentums, Christentum und Islam zum Ausdruck kommen.

Aristoteles unterschied verschiedene Seelenvermögen in der Welt des Lebens: den Pflanzen schrieb er die vegetative Seele zu, die Wirkursachen für die Funktionen Stoffwechsel, Wachstum, Fortpflanzung und Vermehrung. Die animalische, tierische Seele stellte er sich als das bewegende Prinzip hinter den Funktionen der Wahrnehmung, des Fühlens und der Bewegung vor, während der Verstand (Nous, auch Vernunft) Ausdruck des spezifisch menschlichen Seelenvermögens ist.

Als durchschnittlich gebildeter Mensch des 21. Jahrhunderts kommen einem diese Begriffe der vegetativen, animalischen und humanen Seele naiv und veraltet vor, was sie aber nur auf den ersten Blick sind. Die entsprechenden Begriffe repräsentieren lediglich nicht weiter erklärbare Wirkprinzipien in der Sprache und Begrifflichkeit ihrer Zeit. Ganz Ähnliches meinen die moderneren Begriffe wie Triebkraft oder Triebenergie, wie sie etwa von Freud oder der biologischen Psychologie der vergangenen Jahrhunderte und Jahrzehnte formuliert wurden.

---

3 Ob das der Aufklärung folgende moderne wissenschaftliche Denken zwingend atheistisch sein muss, wird mit dieser Formulierung suggeriert, bedarf aber einer eigenen Analyse, die an anderer Stelle erfolgt.

Aristoteles definiert die Seele als das belebende Wirkprinzip in der Biologie. Er unterscheidet eine vegetative Seele, die Stoffwechsel, Wachstum und Fortpflanzung bewirkt, eine animalische (tierische) Seele, die Funktionen wie Wahrnehmung und Bewegung begründet und eine humane Seele, die Wirkursache für den menschlichen Verstand ist. Anders als Platon, der als dualistisch denkender Mensch der Seele eine eigene, vom Körper des Lebewesens unabhängige Seinsweise zuschreibt, sieht Aristoteles die Seele als ein dem Körper des Lebewesens innewohnendes und davon nicht separat abgrenzbares Phänomen an.

1.2.2 Der Triebbegriff der biologischen Psychologie

Dieses Phänomen, d. h. die schwer zu erklärende Bewegkraft, die bewirkt, dass Lebewesen nach Leben, Überleben und Weitergabe des Lebens streben, wird im Denken der Menschen der letzten Jahrhunderte entweder metaphysisch-religiös interpretiert, ignoriert oder im wissenschaftlichen Denken der Neuzeit häufig mit dem Triebbegriff belegt. Was aber ist ein Trieb?

In der modernen Psychologie und Verhaltensforschung (Ethologie) wird zum Beispiel im Rahmen der Motivationspsychologie von Trieben (Englisch: »drive«) gesprochen. Sie werden definiert als jene psychologischen Prozesse, die zur bevorzugten Auswahl konkurrierender Verhaltensweisen führen (z. B. Nahrungsaufnahme versus Sexualität versus Ruhe versus Sport versus Lernen; Birbaumer & Schmidt 2010, S. 662). Da es hier um die Erklärung von konkreten Verhaltensweisen vor dem Hintergrund konkurrierender Verhaltensalternativen (ausruhen, essen, trinken, Sexualität, kämpfen, flirten, joggen etc.) geht, ist das Freiheitsthema offensichtlich schon berührt (TvE 2015; Kap. 7). Welche Bedeutung hat nun in diesem Zusammenhang die Annahme von Trieben wie etwa dem Sexualtrieb oder dem Trieb zu essen oder zu trinken?

Genau wie in der Evolutionstheorie kommen in der Motivationspsychologie die Triebe an der Stelle ins Spiel, an der die Bewegkräfte individueller Verhaltensweisen erklärt werden sollen. Die verschiedenen Einzeltriebe wie Sexualtrieb, Überlebenstrieb oder Ernährungstrieb werden in eine situationsabhängige Triebhierarchie gebracht, d. h. dass etwa bei einem verhungernden Tier der Ernährungstrieb wichtiger ist als der Sexualtrieb.

Dabei werden homöostatische und nicht-homöostatische Triebe unterschieden. Der Begriff Homöostase meint dabei die regulatorische Aufrechterhaltung eines Gleichgewichts wie z. B. der Blutzuckerkonzentration, der Körpertemperatur oder des Schlaf-Wach-Gleichgewichts. Homöostatische Triebe liefern also die Triebenergie für entsprechende Verhaltensweisen. Das bedeutet konkret, dass bei Menschen, die lange nichts gegessen haben, die Triebenergie für Nahrungssucheverhalten oder Essverhalten steigt – und ganz analog für andere homöostatischtriebregulierte Verhaltensweisen wie Trinken, Schlafen usw. Homöostatische Triebe sind also bezogen auf vergleichsweise klar benennbare Soll- oder Zielwerte. Nicht-homöostatische Triebe sind dagegen bezogen auf variable Soll- oder Zielwerte. Sie hängen stärker von situativen Bedingungen und Lernprozessen ab. Beispiele sind der Sexualtrieb, der Explorationstrieb, der Wissens- und Erkenntnistrieb, der Bindungs- und Beziehungstrieb (Birbaumer & Schmidt 2010, S. 662).

Aus philosophischer Sicht muss darauf hingewiesen werden, dass der Begriff der Triebenergie hier offensichtlich bildhaft-metaphorisch benutzt und aus der technisch-physikalischen Fachsprache entliehen wird. Er suggeriert, dass die entsprechenden Prozesse bei der Erklärung des Verhaltens von Lebewesen in einer der Technik vergleichbaren Art und Weise erklärbar wären, was sicher nicht der Fall ist. Was »Triebenergie« genau sein soll, bleibt auch bei genauem Nachdenken unklar.

An dieser Stelle geht es aber nicht darum, die Details der Motivationspsychologie und -physiologie zu erörtern. Vielmehr möchte ich darauf hinweisen, dass, ebenso wie in der Evolutionstheorie, auch auf der Ebene der Erklärung individuellen Verhaltens von Menschen der Triebbegriff nicht hergeleitet, sondern gesetzt wird. Bei den Trieben handelt es sich um Axiome. Es sind Begriffe, die gesetzt werden, um die Beobachtung offensichtlich zielgerichteter Verhaltensweisen von Lebewesen zu erklären.

Warum zeigen fast alle Menschen Sexualverhalten? Weil es einen Sexualtrieb gibt! Warum erkunden Menschen ihre Umgebung? Weil es einen Explorationstrieb gibt! Warum wollen Menschen alles Wissen und verstehen? Weil es einen Wissenstrieb gibt! Warum wollen Menschen Freundschaft und Beziehung? Weil es einen sozialen Trieb gibt!

Die argumentative Struktur ist dieselbe wie bei der Evolutionstheorie: Warum gibt es den Darwin'schen Lebenskampf (»struggle for life«)? Weil es einen Lebenstrieb gibt. Es ergeben sich ebenfalls weitgehende Parallelen zu Aristoteles' Seelenbegriff: Warum haben Pflanzen einen Stoffwechsel? Warum streben sie nach Wachstum und Fortpflanzung? Weil die vegetative Seele dies bewirkt! Warum haben Tiere ein Empfinden, bewegen sich? Weil dies Folge der Wirkkraft der animalischen Seele ist!

Der Triebbegriff der biologischen Psychologie ist in all seinen Variationen ebenso wie Aristoteles' Seelenbegriff eine axiomatische Setzung. D. h. er wird postuliert, um die Bewegkraft hinter musterhaft beobachtbaren Verhaltensphänomenen zu erklären. Weil fast alle Lebewesen zumindest in bestimmten Lebenssituationen musterhaft ähnliches Sexualverhalten zeigen, schließe ich auf die Existenz einer dies erklärenden Bewegkraft, dem Sexualtrieb. Der Triebbegriff an sich wird nicht logisch zwingend hergeleitet oder begründet. Der Trieb ist also eine Setzung!

Gut erkennbar gibt es auch eine theoretische Hierarchie zwischen den verschiedenen konkreten Triebbegriffen. Die übergeordnete Triebannahme ist die des Lebenstriebs des einzelnen Lebewesens und verbunden damit die Annahme eines Überlebenstriebs der Art. Aus diesem Grundaxiom der Evolutionstheorie speisen sich die Annahmen der untergeordneten Detailtriebe auf individueller Ebene, seien es nun die homöostatischen Triebe (Essen, Trinken, Schlaf) oder die nicht-homöostatischen Triebe (Sexualität, Exploration, Wissen, Bindung). Sie alle dienen mehr oder weniger unmittelbar dem übergeordneten Trieb des eigenen Überlebens oder des Überlebens der Art.

> Triebe sind unbeweisbare Grundannahmen (axiomatische Konstrukte), die im überzeugenden Fall plausible Bewegkräfte (Triebenergie) als zielgerichtete Ursachen hinter beobachtbarem Verhalten von Lebewesen postulieren. In der Motivationspsychologie und Verhaltensforschung werden homöostatische Triebe (Essen, Trinken, Schlafen) und nicht homöostatische Triebe (Sexualität, Exploration, Wissen, Beziehung) unterschieden.

1.2.3 Die Triebtheorie nach Freud

Die Triebtheorie nach Freud (1856–1939) hat das Denken des letzten Jahrhunderts so stark geprägt, dass man sie nicht außer Acht lassen kann, wenn von Trieben und deren Bedeutung für die Erklärung von beobachtbarem Verhalten die Rede ist.

Auch Freud folgte der klassischen Auffassung, nach der Triebe entscheidende postulierte Wirkkräfte des menschlichen Verhaltens sind (Freud 1915). Gemäß psychoanalytischer Theorie kann der Triebbegriff folgendermaßen definiert werden:

»Unter einem Trieb versteht man einen dynamischen, innerseelischen Vorgang, der mit organismischen Vorgängen in Verbindung steht und der in seiner zielgerichteten Dranghaftigkeit die Grundlage von motivierten (emotionalen und motorischen) Aktionen einer Person abgibt.« (Butzer 2014)

Als Triebe werden also die Kräfte angesehen, die dem Handeln die Richtung geben (Dranghaftigkeit). Sie sind damit zentrale Faktoren der Motivation, von Emotionen und konkretem motorischem Verhalten.

Freud unterteilte die Triebe weiter nach ihrer Entstehung in Primär- und Sekundärtriebe und nach ihrer Funktion in Lebens- und Todestriebe. Die fundamentalen Triebe oder Primärtriebe dachte er sich als lebenslang bestehende Wirkkräfte, die der Erhaltung der Art und des Individuums dienen. Hier ist unschwer die völlig analoge Setzung (axiomatisches Konstrukt) des fundamentalen Lebenstriebs zu erkennen, die auch der Evolutionstheorie zugrunde liegt. Konkret zählte Freud zu diesen Trieben die Bedürfnisse nach Ernährung, Trinken, Sauerstoff, Schlaf und Ruhe, Sexualität usw. Dies sind die auch in der modernen Motivationspsychologie verwendeten Grundannahmen, die dort aber noch in die homöostatischen und nicht-homöostatischen Triebe (s. o.) unterteilt werden.

Darüber hinaus identifizierte Freud sog. Sekundärtriebe wie z.B. das Bedürfnis nach Leistung und Anerkennung, die sich Freuds Denken zufolge erst im Laufe der ersten Lebensjahre entwickeln, während die Primärtriebe ihm zufolge bereits bei einem Säugling vorhanden sind. Die Entwicklung der Sekundärtriebe ist im Freud'schen Denken also eng verwoben mit der Entwicklung des psychobiologischen Erkenntnisapparats. Diese fällt ebenfalls in diese Zeitspanne, ist aber sicher noch nicht mit zwei Jahren abgeschlossen. Nach Freuds Auffassung würde ein Mensch, der keine Sekundärtriebe entwickelt, auf dem Niveau eines Kleinstkindes stehen bleiben. Sekundärtriebe sind in seinem Denken also zwangsläufige (immanente) Folge der Entwicklung der emotionalen und kognitiven Möglichkeiten eines Menschen.

Weiter unterscheidet Freud nach der Funktion der Triebe den Lebenstrieb, den er Eros nennt, und den Todestrieb namens Thanatos. Beide sieht er als sich polar entgegengesetzte Wirkkräfte des Lebens, die aber im Detail vielfach und komplex miteinander interagieren (ebd.).

Was die neurobiologische Einbettung der Freud'schen Triebtheorie anbelangt, kann festgehalten werden, dass sie Triebe als psychosomatisches Phänomen zwischen Körper und Psyche stehend auffasste (ebd., Storck 2018). Freud ging davon aus, dass die Triebenergie und der Triebdrang ihren Ursprung in der körperlichen Verfasstheit der Lebewesen haben und sich stetig, auch nach Triebbefriedigung, wieder erneuern und neu aufbauen. Hier klingt das etablierte Denkmodell des homöostatischen Triebs an, welches auch in der modernen Motivationspsychologie seinen Widerhall findet. Freud nahm an, dass diese Triebkraft auf einer vorbewussten Ebene des Ich-Bewusstseins einwirkt, ohne dass es vom Individuum voll erfasst und begriffen werden kann. Die Triebenergie kann so Entscheidungen des Ich-Bewusstseins beeinflussen, ohne dass dies vom Subjekt zwingend und komplett bewusst erkannt werden muss.

Weitere wichtige Begriffe im psychoanalytischen Denken sind Libido und Lustprinzip (Hirschmüller 2014, Wiesse 2014). Der Begriff Libido meint dabei in Freuds Frühwerk die sexuelle Triebenergie im engeren Sinne, die z. B. gesellschaftlichen, normativen Verboten triebhaften Sexualverhaltens entgegensteht. In seinem Spätwerk beschreibt der Begriff auch Bewegkräfte außerhalb des engen Bereichs des Sexualverhaltens und wird gelegentlich mit dem Lebenstrieb oder Eros weitgehend gleichgesetzt (Mertens 2014).

Der Begriff Lustprinzip beschreibt die Gesetzmäßigkeiten, die Freud im Hinblick auf die Wirkung der Triebe glaubte erkannt zu haben. Das Lustprinzip bedeutet dabei, dass das Verhalten eines Lebewesens durch den Drang nach Lustgewinn gesteuert wird. Lustgewinn wird dabei als Spannungs- oder Energieabbau verstanden. Ein Beispiel aus dem Bereich des homöostatisch triebhaften Verhaltens wäre, dass etwa eine Spannung durch zunehmenden Hunger beim Fasten aufgebaut wird, die durch Essen im Sinne eines Lustgewinns einen Spannungsabbau erfährt. Ein weiteres Beispiel wäre der Spannungsabbau beim Orgasmus des Sexualverhaltens.

Bei höheren Lebewesen, insbesondere Menschen, wird das Lustprinzip im Freud'schen Denken durch das Realitätsprinzip überformt. Dieses folgt zwar grundsätzlich auch der Bewegkraft des Lustprinzips, beinhaltet aber, dass einsichtsfähige Menschen unlustverknüpfte Umwege in Kauf nehmen können, um später einen höheren Lustgewinn zu erzielen. Ein Beispiel wäre ein Verhalten, bei dem tagsüber gefastet wird, um abends für ein besonderes Essen mehr Hunger zu haben.

Schlussendlich muss an dieser Stelle noch der Begriff der Sublimierung erläutert werden. Dieser meint im psychoanalytischen Denken, dass libidinöse Energie (also sexuelle Triebenergie), weil sie in der kulturellen Wirklichkeit nicht nach Belieben ausgelebt werden kann, umgelenkt wird und zur motivationalen Kraft für kulturelles oder wissenschaftliches Schaffen wird (Hirschmüller 2014). Anders als die unbewussten Verdrängungsmechanismen denkt Freud sich dabei die Sublimierung als eine bewusste Leistung, die den Ich-Funktionen des Menschen entsprechen (▶ Exkurs 1.1).

Exkurs 1.1: Das Ich und sein Selbst: Was sollen die Begriffe bedeuten?[4]

An dieser Stelle sollten die Begriffe »Ich« und »Selbst« in der allgemeinen Psychopathologie geklärt werden. Was soll das überhaupt sein, das Selbst? Und in welchem Verhältnis steht dieser Begriff zu einem weiteren eng verwandten Konzept, dem Ich?

In der Tradition der deutschen Psychopathologie bedeutet »Ich« all das, was dem eigenen psychischen Raum als zugehörig zugeordnet wird (Peters 2011). Beispiele wären die Wahrnehmungen, die als eigene Wahrnehmungen erlebt werden, die Gedanken, die als eigene Gedanken erlebt werden, und die Gefühle, die als eigene Gefühle erlebt werden. Davon abgegrenzt gibt es natürlich auch Wahrnehmungen, Gefühle und Gedanken anderer. Diese werden aber von den meisten Menschen als fremd und nicht der eigenen Person zugehörig bewertet. Bei schizophrenieformen Denkstörungen kann es dagegen dazu kommen, dass Menschen das Gefühl haben, das eigene Wahrnehmen, Fühlen und Denken werde von außen manipuliert. Man spricht dann zumindest in der deutschen Psychopathologie von Ich-Störungen.

Im psychoanalytischen Strukturmodell der Psyche nach Freud steht das »Ich« für das Realitätsprinzip des Alltagsbewusstseins. Es wird abgegrenzt von dem »Es«, welches den Trieb- und Lustbereich repräsentiert, und dem »Über-Ich«, welches als verinnerlichte moralische Instanz gedacht wird, die Wert- und Normvorstellungen repräsentiert und damit oft in einen Konflikt zum Es gerät (Mertens 2014). Das Ich muss diese widerstrebenden Impulse in einem alltäglichen situativen Prozess an die Wirklichkeiten der Gegenwart anpassen, austarieren und der jeweiligen Umwelt angepasste Kognitionen, Emotionen und Verhalten generieren. Auch im psychoanalytischen Denken repräsentiert das Ich also einen komplexen psychobiologischen Apparat, der aus neurowissenschaftlicher Perspektive am ehesten mit dem alltäglichen Bewusstseinssystem gleichgesetzt werden kann. Hier müssen die situativen Wahrnehmungen und Emotionen, die triebnahen Impulse, die innere vegetative und animalische Homöostase und die internalisierten Wert- und Normvorstellungen zusammengebracht werden, situationsgerechte Verhaltensziele und -strategien entwickelt und schlussendlich konkretes motorisches Verhalten organisiert werden. Eine genauere Unterscheidung der verschiedenen psychobiologischen

---

4 Dieser Kasten wurde in modifizierter Weise dem Buch »Vom Anfang und Ende der Schizophrenie« (TvE 2017) entnommen.

Teilleistungen dieses komplexen psychobiologischen Apparates »Ich« wurde dabei in der psychoanalytischen Tradition noch nicht entwickelt.

Der Begriff »Selbst« repräsentiert verschiedene zum Teil recht unterschiedliche Bedeutungen je nach Autor. So meint er bei C. G. Jung die Gesamtheit aller psychischen Eigenschaften eines Menschen (vgl. Peters 2011). Andere Autoren wie K. Horney verstehen darunter die Persönlichkeit eines Menschen. Autoren wie O. Kernberg betrachten das Selbst als eine intrapsychische Struktur, die einen Teil des Ichs darstellt (vgl. Peters 2011). In diesem Denken ist also das Selbst eine psychobiologische Struktur bzw. eine Erkenntnis, welche vom Ich hervorgebracht wird (TvE 2003, S. 56). Diese in meinen Augen überzeugende Konzeption passt auch gut zu der Art und Weise, wie in der Alltagssprache Begriffe wie Selbsterfahrung, Selbstbewusstsein, Selbstwertgefühl etc. gebraucht werden. Denn all diese Begriffe verweisen auf eine Erkenntnisbildung einer Person im Hinblick auf den eigenen Körper.

Das Ich kann dann verstanden werden als der psychobiologische Apparat, mit dem Erkenntnisse überhaupt gebildet werden, insbesondere in Form der bewussten Informationsverarbeitung.[5] Insofern, als dass sich diese Erkenntnisbildung nicht auf die Außenwelt, sondern auf das Funktionieren des eigenen Körpers bezieht, entstehen Selbsterfahrungen, die dann Grundlage für ein sich darauf aufbauendes Selbst-Bewusstsein, Selbst-Bild und eines Selbstwertgefühls sind.

In dieser Konzeption der Begriffe beschreibt das Ich also den weitgehend neurobiologisch determinierten Apparat der bewussten Erkenntnisbildung, während das Selbst das inhaltliche Ergebnis dieser Erkenntnisbildung im Hinblick auf Eigenschaften, Stärken, Schwächen und die Werthaftigkeit des eigenen Körpers repräsentiert.

In diesem Sinne werden auch Begriffe aus der Alltagssprache wie Selbsterkenntnis, Selbstbild oder Selbstwert gebraucht.

Zusammenfassend kann festgehalten werden, dass Freud eine differenzierte Triebtheorie vorlegt. Dabei folgt er der Tradition, Triebe als unbeweisbare Setzungen (axiomatische Konstrukte) zu beschreiben, die als Erklärung für die Bewegkräfte von beobachtbaren Verhaltensmustern von Lebewesen – insbesondere Menschen – dienen. Von herausragender Bedeutung insbesondere in seinem Frühwerk sind der Sexualtrieb und die zugehörige Sexualenergie (Libido). In diesem Trieb und seiner kulturellen Unterdrückung in der modernen Gesellschaft sieht er die Hauptenergie zur Motivation menschlichen Verhaltens. In Form der Umwandlung dieser sexuellen Triebenergie (Sublimierung) glaubt er auch eine Erklärung für fast alle Formen kulturellen Schaffens wie Kunst, Musik, Architektur, Religion und Wissenschaft erkannt zu haben.

---

5 Diese Konzeption vom Ich entspricht weitgehend der Begriffsdefinition des »Subjekt« in früheren Texten (TvE 2003, S. 155). Hier soll aber beim Begriff des Ich geblieben werden, um den Gedankengang nicht zu verkomplizieren.

In seinem Spätwerk – möglicherweise vor dem Hintergrund der Erfahrung des eigenen Alterns und des Nachlassens der eigenen sexuellen Triebenergie – weicht er erkennbar von dieser engen Deutung ab. Nun fasst er den Begriff der libidinösen Energie, der jetzt auch mit dem neuen Begriff des »Eros« oder »Lebenstriebs« umschrieben wird, deutlich weiter und engt ihn nicht mehr so sehr auf die Homöostase der sexuellen Anspannung ein. Dem Lebenstrieb oder Eros setzt er nun den Todestrieb oder Thanatos gegenüber. Dieser will das Vergehen, das Sterben, die Regression, die Heimkehr und ist die treibende Kraft hinter Phänomenen wie Aggression, Zerstörung, Krieg und Vernichtung.

Kommentieren möchte ich an dieser Stelle, dass ich es als zentralen Fortschritt in Freuds Denken erachte, dass er die Bewegkräfte des komplexen menschlichen Verhaltens überhaupt erst wissenschaftlich analysierend in den Blick nimmt. Die Betonung der zentralen Rolle der sexuellen Triebenergie und dessen kultureller Unterdrückung in der sozialen Wirklichkeit Wiens im frühen 20. Jahrhunderts finde ich nachvollziehbar und teilweise auch überzeugend. Inwieweit alle komplexen Phänomene der Motivation höheren menschlichen Verhaltens alleine auf die sexuelle Triebenergie im Sinne einer Umwandlung (Sublimierung) dieser Energie überzeugend zurückgeführt werden können, bleibt allerdings zweifelhaft. Diese Thematik wird weiter unten erneut aufgegriffen (▶ Kap. 4).

Insgesamt beschreibt Freud nach meiner Analyse über weite Strecken überzeugend Aspekte der Psychodynamik freien Verhaltens, um die es auch in diesem Buch weiter gehen soll. Er war der Erste, der darauf hinwies, dass sich die sekundären Triebe als Ausdifferenzierung des fundamentalen Lebenstriebs (Eros) erst in der psychobiologischen Entwicklung des Menschen in seiner Kindheit herausbilden. Der Raum der Freiheit menschlichen Denkens und Verhaltens entwickelt sich aber eben nicht nur in der ersten Dekade des Lebens. Die Abstraktionsfähigkeit und das Wissen eines Menschen nehmen in der zweiten Dekade stark zu und entwickeln sich dann kontinuierlich fort, werden seine geistigen Möglichkeiten nicht durch Krankheit oder Behinderung eingeengt. Wie sich dieser wachsende Raum der kognitiven Möglichkeiten menschlichen Denkens auf dessen innere Struktur auswirkt und auf die nach wie vor vorhandenen fundamentalen Wirkkräfte, wurde bislang noch kaum in den Blick genommen.

Und schließlich können die psychoanalytischen Erklärungen, die Freud für psychopathologische Phänomene wie Wahrnehmungsstörungen, Halluzinationen, Denkstörungen, Ich-Störungen, Wahn, Angst, Zwang und Depression entwickelt hat, heute nur noch wenige Psychologen und Psychiater überzeugen, was nicht verwundert, da das Ausmaß des Wissens über das Gehirn und dessen Physiologie seit Freuds Zeit dramatisch angewachsen ist.

Freud formulierte eine differenzierte Triebtheorie. Von zentraler Bedeutung waren dabei der Lebenstrieb (Libido, Eros) und der Todestrieb (Thanatos). Freud wies auch darauf hin, dass die aus dem primären Lebenstrieb erwachsenen sekundären Triebe wie der Trieb nach Leistung und Anerkennung sich parallel zur Entfaltung des psychobiologischen Erkenntnisapparates entwickeln.

1.2.4   Die Bedürfnishierarchie nach Maslow

Wenn man über die Theorie der Bewegkräfte des Lebens nachdenkt, kommt man an dem einflussreichen Denken von Abraham Maslow (1908–1970) nicht vorbei. Er setzte sich in der Mitte des letzten Jahrhunderts intensiv mit den Bewegkräften menschlichen Verhaltens auseinander und postulierte eine Hierarchie menschlicher Bedürfnisse, die im Weiteren zur Maslow'schen Bedürfnispyramide konkretisiert wurde. Während er zunächst fünf hierarchisch aufgebaute Bedürfnisse beschrieb (Maslow 1943; ▸ Abb. 1.1A), erweiterte er diese in seinem Spätwerk zu acht verschiedenen Bedürfnissen unter Ergänzung des transzendenten Bedürfnisses (1970; Maslow 1971; ▸ Abb. 1.1B).

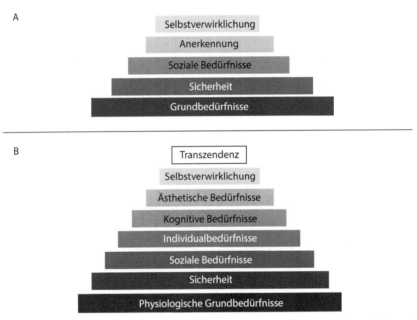

Abb. 1.1: Die hierarchisch aufgebauten Bedürfnisse nach Maslow in ihrer frühen (A; 1943) und späten (B; 1970; Maslow 1971) Ausformulierung

In beiden Varianten geht Maslow von physiologischen Grundbedürfnissen als den fundamentalsten Elementen der Motivation menschlichen Verhaltens aus. Damit werden Phänomene angesprochen, die Freud unter dem Begriff der primären Triebe beschrieb und in der modernen Psychologie als homöostatische Triebe bezeichnet werden. Beispiele sind die Bedürfnisse nach Nahrung, Trinken, Sauerstoff, Schlaf und Ruhe, Sexualität usw. Aber schon bei der zweiten Bedürfnisstufe, nämlich dem Sicherheitsbedürfnis, werden Phänomene thematisiert, über die Freud noch kaum nachgedacht hatte.

Das Sicherheitsbedürfnis beschreibt das Streben des Menschen nach körperlicher Unversehrtheit und absehbarer Beständigkeit im zukünftigen Leben. Ge-

meint ist also das unmittelbare Streben nach Sicherheit vor Verletzung und körperlicher Gewalt im Hier und Jetzt, aber auch die zukünftige Absicherung der
materiellen Lebensbedingungen im Hinblick auf die physiologischen Grundbedürfnisse (Essen, Trinken, Wohnen etc.) und alltäglichen und kulturellen Rahmenbedingungen, die sich in der absehbaren Zukunft nicht grundlegend ändern
sollen (kulturelle Sicherheit).

Schon diese Beschreibung macht klar, dass das Sicherheitsbedürfnis ganz wesentlich vom Erkenntnisapparat des Menschen abhängt. Denn die erlebte Sicherheit hängt offensichtlich nicht nur von den objektiven Gegebenheiten einer Situation ab (Krieg, Verbrechen, Gewalt), sondern ganz entscheidend eben auch
von den subjektiven Einschätzungen, inwieweit die körperliche, materielle und
kulturelle Sicherheit als gegeben oder als bedroht erachtet wird.

Unter sozialen Bedürfnissen wird nach Maslow das Streben nach Beziehungen, Freundschaft, Kommunikation und sozialem Austausch verstanden, während der Begriff Individualbedürfnisse das Streben nach körperlicher oder mentaler Leistung, Ansehen, Prestige, Wertschätzung und Achtung meint.

Das Bedürfnis nach Selbstverwirklichung sieht Maslow erst dann wachsen,
wenn die anderen Bedürfnisse erfüllt sind. Inhaltlich meint er damit das Streben
einer Person, sein eigenes individuelles Potential auszuschöpfen, wobei der konkrete Inhalt dessen von Mensch zu Mensch sehr unterschiedlich sein kann. Hier
klingt nach meiner Deutung der alltagssprachliche Sinnbegriff deutlich durch.

In seinem Spätwerk ergänzte Maslow diese ursprünglichen fünf hierarchi-
schen Bedürfnisstrukturen um drei weitere, nämlich die kognitiven, ästhetischen
und transzendenten Bedürfnisse (▶ Abb. 1.1B). Kognitive Bedürfnisse sind demnach Bedürfnisse nach Erkennen, Verstehen und Begreifen, während ästhetische
Bedürfnisse auf die Kunst und das Schöne abzielen. Schließlich zielen transzendente Bedürfnisse auf ein den Menschen überschreitendes Phänomen wie Gott
oder andere Formen höherer nicht-materieller Existenz ab.

Eine Besonderheit der Maslow'schen Theorie besteht darin, dass er die Bedürfnisse hierarchisch organisiert denkt. Das bedeutet, dass er glaubt, dass Bedürfnisse höherer Ordnung erst zum Tragen kommen, wenn die basaleren Bedürfnisse
befriedigt sind. Inwieweit diese starre Systematik der Motivation im alltäglichen
Verhalten überzeugen kann, wird weiter unten diskutiert werden.

Maslow spricht nicht von Trieben, sondern Bedürfnissen und meint damit
auch Phänomene wie Leistung, Anerkennung und Selbstverwirklichung, welche Freud mit dem Begriff der sekundären Triebe zu fassen versuchte. In seinem Spätwerk identifiziert Maslow auch kognitive, ästhetische und transzendente Bedürfnisse als die differenziertesten Varianten menschlicher Motivation.

1.3 Systematik der Bewegkräfte des Lebens

1.3.1 Kräfte sind Konstrukte

Bevor verstanden werden kann, was die Wirkkräfte des Lebens sind, muss begriffen werden, was überhaupt der Begriff »Kraft« meint. Wie oft ist es alltagssprachlich auf den ersten Blick scheinbar klar, wenn von der Muskelkraft die Rede ist. Bei genauerem Nachdenken wird es schwieriger: Was haben Muskelkraft und Schwerkraft gemein, dass man sie Kräfte nennt?

Die Muskelkraft erlaubt es, Pyramiden zu bauen und die Atomkraft, Städte und ganze Länder mit Energie zu versorgen oder in Schutt und Asche zu legen. In der Physik erklären die Kräfte die beobachtbaren Bewegungen von Objekten. Die Schwerkraft ist der Grund dafür, dass der Apfel auf den Boden fällt und Sterne und Planeten sich anziehen. Für den weiteren Gedankengang ist es wichtig und kritisch zu erkennen, dass der Begriff Kraft kein empirisches Ding verkörpert. Es gibt sie nicht, wie es einen Baum oder andere Dinge gibt. Und doch wohnt sie der physikalischen Wirklichkeit unserer Welt als Wirkprinzip inne. Erkenntnistheoretisch ergeben sich weitreichende Parallelen zum Konzept der Seele bei Aristoteles oder den Triebbegriffen der Moderne. Auch diese sind keine Dinge oder objektive Gegebenheiten. Und doch zeigen sie sich in ihren Wirkungen in der belebten Welt. Der Begriff der Kraft repräsentiert also nichts objektiv Gegebenes, sondern es handelt sich um eine Erkenntnis, ein Konzept (TvE 2003, S. 41 ff.).

Kräfte erzeugen Wirkungen! Sie sind aber nicht beobachtbar. Vielmehr wird die Annahme einer Wirkkraft postuliert, um systematische Beobachtungen zu erklären. So erklärt die Annahme der Gravitationskraft das Verhalten von Objekten auf der Erde und im Weltall, ohne dass die Gravitationskraft an sich direkt beobachtbar oder messbar ist. Beobachtbar und messbar sind nur physikalische Phänomene wie die Bewegungen von Körpern oder die Abweichung der Ausdehnungsrichtung von Licht im Weltall bei der Passage schwarzer Löcher. Die Gravitationskraft ist eine Grundannahme, ein theoretisches Konstrukt, welches diese Beobachtungen widerspruchsfrei erklären kann und auf deren Grundlage Voraussagen über das zukünftige Verhalten von Objekten gemacht werden können.

Ganz analog verhält es sich mit Begriffen wie Triebkräften. Auch wenn die Komplexität der beobachtbaren Wirklichkeit im Bereich des Lebens viel höher ist als etwa in der Astronomie oder der klassischen Physik, so ist das Grundprinzip der Erkenntnis identisch (TvE 2003). Die Annahme bzw. die axiomatische Setzung oder das Postulat eines Lebenstriebs erklärt die vielen Beobachtungen zum Verhalten von Lebewesen insgesamt. Die Annahme des Sexualtriebs erklärt das Sexualverhalten von Lebewesen. Und wie sich weiter unten zeigen wird, kann die Annahme eines transzendenten Triebs transzendente Verhaltensweisen von Lebewesen – insbesondere Menschen – erklären.

In der Evolutionstheorie ebenso wie in der Physik und in der Psychologie sind Kräfte also (psychobiologische) Konstrukte, konzeptionelle Erklärungshypothesen, die systematische Beobachtungen von Ereignissen grundlegend erklären können. Sie erlauben auch Aussagen über zukünftiges Verhalten von Objekten oder Lebewesen. Die Gravitationskraft erklärt die Bewegungen der Objekte im Weltall und auf der Erde. Der Lebenstrieb erklärt das Verhalten der Lebewesen in ihrem Drang nach Leben, Überleben und Fortpflanzung.

> So wie das Konzept der Gravitationskraft ein theoretisches Konstrukt zur Erklärung von Bewegungen physikalischer Objekte ist, ist der Lebenstrieb ein Konstrukt zur Erklärung von Bewegungen (Verhalten) lebendiger Objekte.

1.3.2 Vom Trieb zum Ziel – was meinen motivationale Begriffe?

Weiter oben wurden verschiedene Theorien zur Erklärung des Verhaltens von Lebewesen von Aristoteles über Freud bis Maslow vorgestellt. In diesem Kapitel soll eine Systematik der verschiedenen in der Alltagssprache üblichen Begriffe zur Erklärung von Verhalten entwickelt werden. Was bedeuten und worin unterscheiden sich Begriffe wie Trieb, Bedürfnis, Motiv, Ziel? Offensichtlich thematisieren all diese alltagssprachlichen Begriffe Bewegkräfte und Erklärungsversuche für beobachtbares Verhalten. Aber was haben sie gemeinsam, was unterscheidet sie und wie sollen sie hier in diesem Text verstanden werden?

Triebe

Der Triebbegriff ist ein globales Konstrukt zur Erklärung von beobachtbaren Verhalten von Lebewesen aller Art.

Der globale Lebenstrieb beschreibt als Setzung bzw. Grundannahme (axiomatisches Konstrukt) die nicht weiter begründbare Bewegkraft hinter der empirisch beobachtbaren Tatsache, dass Lebewesen sich im Allgemeinen so verhalten, dass sie versuchen, zu überleben und das Leben geschlechtlich oder ungeschlechtlich an spätere Tochtergenerationen weiterzugeben.

Als enger gefasster Begriff wie z. B. beim Sexualtrieb beschreibt er eine eingegrenzte Gruppe von Verhaltensweisen verschiedener Spezies, nämlich die Sexualverhaltensweisen. Als triebgesteuerte Verhaltensweisen werden in der Alltagssprache solche Verhaltensmuster beschrieben, die in klar erkennbaren und für den jeweiligen Trieb typischen Zusammenhängen (Triggerreize oder -situationen) in typischer und musterhafter, stereotyper Art und Weise bei fast allen Individuen einer Art, aber auch über die Artgrenzen hinweg beobachtet werden können. Beispiele wären Verhaltensmuster der Nahrungsaufnahme, der Sexualität, des Territorialverhaltens (Reviere verteidigen) oder Formen aggressiver Verhaltensweisen (z. B. furchtinduzierte Aggression, mütterliche Aggression). Solche Verhaltensmuster können nicht nur innerhalb der Individuen einer Art, sondern auch über Artgrenzen hinweg als musterhaft sehr ähnlich beobachtet werden. Insofern ist es wahrscheinlich, dass sie der neurobiologischen Organisation der Körper der entsprechenden Lebewesen entspringen.

Der Triebbegriff nimmt dabei im Gegensatz zum Begriff der Bedürfnisse eine objektive Perspektive ein. D. h. er beschreibt die entsprechenden Verhaltensweisen von außen und unter Abstraktion von der subjektiven Erlebensperspektive. Triebe können, müssen aber nicht bewusst sein. Die Triebsteuerung von Verhalten ist nicht abhängig davon, dass sie dem sich verhaltenden Individuum zum Zeitpunkt des Verhaltens bewusst ist. Bei Menschen ist sie dem reflektierenden Bewusstsein aber häufig zugänglich, d. h. der Einfluss, den z. B. der Sexualtrieb auf das eigene Blickverhalten oder Blickpräferenzen hat, kann erkannt, dadurch aber nicht abgestellt werden. Dennoch können Menschen diesem triebhaften Einfluss etwa des Ernährungs- oder Sexualtriebs entgegenwirken, indem sie die durch den Trieb verursachten Verhaltenspräferenzen unterdrücken. Der Wirkkraft des Triebes an sich gegenüber sind sie aber unfrei, d. h. sie können ihn nicht willentlich abstellen.

Weiter ist festzustellen, dass sich der Triebbegriff nicht auf Individuen, sondern auf Klassen oder Gruppen bezieht. Der Lebenstrieb bezieht sich auf alle Lebewesen bzw. das Leben an sich. Die fundamentalen Triebe (Ernährung, Wachstum, Fortpflanzung), die Aristoteles der vegetativen Seele zuordnete, beziehen sich ebenfalls auf alle Lebewesen. Die höheren Triebe, die Aristoteles etwa der animalischen (Bewegung, Kampf) oder menschlichen Seele (Erkenntnis, Verstand) zugeordnet hat, kommen nur einer Untergruppe von Lebewesen zu.

Eine Sonderform der Triebe stellen die Instinkte dar. Bei diesen auch als Naturtrieb bezeichneten Verhaltensweisen lösen bestimmte Schlüsselreize, z. B. die Wahrnehmung der Silhouette eines Raubvogels bei Küken, stereotype Verhaltensmuster wie z. B. ein Fluchtverhalten aus. Das Besondere der instinktiv-triebhaften Verhaltensweisen ist darin zu sehen, dass vergleichsweise spezifische Verhaltensmuster, wie z. B. Greifverhalten bei einem vorgehaltenen Finger bei einem Säugling oder das Fluchtverhalten junger Küken, durch charakteristische Schlüsselreize ausgelöst werden können. Instinkthafte Verhaltensweisen gelten als Paradebeispiele für angeborenes Verhalten. Tabelle 1.1 fasst die Systematik der verschiedenen Begrifflichkeiten zusammen (▶ Tab. 1.1).

> Der Triebbegriff erklärt Verhaltensmuster von ganzen Klassen von Lebewesen und nimmt dabei eine objektive Perspektive ein. Triebhafte Verhaltenskräfte sind primär nicht bewusst und das sich verhaltende Lebewesen ist der Wirkkraft des Triebes gegenüber grundsätzlich unfrei.

Emotionen (Gefühle)

Manch einen Leser mag es vielleicht verwundern, an dieser Stelle die Emotionen bei den Bewegkräften des Lebens erwähnt zu sehen. Bei genauer Analyse ist dies aber der Fall. Emotionen sind Phänomene, die aus der objektiven Perspektive bei anderen Lebewesen (Menschen wie höheren Tieren) beobachtet werden kön-

Tab. 1.1: Eine Systematik der Bewegkräfte von Verhaltensweisen von Lebewesen

Begriff Konzept Konstrukt	Zugehörige Begriffe	Umfang	Kontext Auslöser	Perspektive	Bewusstseinsgrad	Verhaltensbeispiel	Freiheitsgrad
Triebe	Hunger, Durst, Sexualtrieb, homöostatische Triebe, Instinkte	Gruppen, Klassen	Leben, Lebensphasen, Situationen, Schlüsselreiz	objektiv	primär unbewusst, der Reflexion dann als Bedürfnis zugängig	weitgehend stereotypes und ähnliches Sexualverhalten von Säugetieren; Flucht-, Kampfverhalten bei Bedrohungsreiz	im Erleben unfrei
Emotionen	Freude, Furcht, Wut, Ekel, Lust, Überraschung	Gruppen, Klassen	Leben, Lebensphasen, spezifische Situationen	objektiv und subjektiv	unbewusst und bewusst, der Selbstreflexion zugängig	Flucht- oder Kampfverhalten bei Angst; Annäherung bei Lust, Interesse	im Erleben unfrei, aber modulierbar
Bedürfnisse	Ernährung, Lust, Sicherheit, Anerkennung, Leistung, Lob, Erkenntnis, Ästhetik, ...	Gruppen, Klassen	Leben, Lebensphasen, Situationen	subjektiv	überwiegend unbewusst, der Selbstreflexion zugängig	Bedürfnis nach Wahrnehmung, Anerkennung, Sicherheit, sozialem Rang von sozialen Tieren	im Erleben unfrei, aber modulierbar
Motive	Wut, Eifersucht, Ekel, Habsucht, Geiz, Liebe, Angst, Prestige, Lust, Rache, ...	Individuen	Situationen	subjektiv	bewusst und unbewusst, der Reflexion zugängig	Mord aus Eifersucht, Rückzugsverhalten aus Angst, Sexualverhalten aus Lust, üble Nachrede aus Rache	frei und unfrei; bewusst und unbewusst
Ziele	Beruf, Einkommen, Wohnen, Partnerschaft, Ansehen etc.	Individuum	Situation und Lebensabschnitte	subjektiv	zwingend bewusst	ein Berufsziel verfolgen, eine Reise planen, ein Attentat planen	weitgehend frei

nen, aber auch dem Selbsterleben jedes Menschen gut zugänglich sind. Der lateinische Begriff »emovere« (= in Bewegung setzen, aufwühlen) drückt die verhaltensrelevante Wirkkraft von Emotionen auch noch unmittelbar aus, obwohl dies vielen nicht bewusst ist. Beim deutschen zugehörigen Begriff der Gefühle muss unterschieden werden zwischen sensorischem Fühlen und der Stimmung. Das Fühlen bezeichnet eine sensorische Tätigkeit, etwa wenn über Rezeptoren in der Haut Kälte, Wärme, Vibration oder Berührung wahrgenommen wird. Der Begriff der Stimmung beschreibt übergeordnete, länger andauernde Zustände eines Lebewesens, die die Wahrscheinlichkeit bestimmter Gefühle erhöhen, selber aber noch keine Gefühle sind. Die Stimmung ist nicht situationsabhängig, sondern überdauernd. So kann eine Wahnstimmung oder eine depressive Verstimmung dazu führen, dass in bestimmten Situationen negative Gefühle wie Angst, Schuld oder Misstrauen mit höherer Wahrscheinlichkeit ausgelöst werden. Die Stimmung an sich ist aber nicht bezogen auf eine bestimmte Situation des Lebens, sondern überspannt einen längeren Zeitraum.

Das Gefühl ist dagegen ein situationsbezogenes Phänomen. In einer bestimmten Situation des Lebens eines Lebewesens wird von einer bestimmten situativen Reizkonstellation Angst, Furcht, Freude, Lust oder Ekel ausgelöst. Da die Grundemotionen des Menschen einen starken Ausdruckscharakter haben und etwa an den Gesichtsausdrücken ablesbar sind, können zumindest die Grundemotionen auch gut aus objektiver Perspektive von außen beobachtet und analysiert werden. Gleichzeitig haben Emotionen immer auch eine stark subjektive Komponente des Selbsterlebens. Schließlich sind Emotionen immer verhaltensrelevant. So führt Angst zu Rückzugsverhalten oder Aggression, Ekel zu Rückzug oder dem Ausspucken von einverleibten Dingen, Überraschung zu einer Orientierungsreaktion und Lust und Freude zu einem Annäherungsverhalten. Emotionen sind nicht zwingend bewusst, können bei Menschen aber bewusst werden.

Evolutionsbiologisch können Emotionen als frühe, nicht-analytische Formen der Erkenntnisbildung verstanden werden. Komplexe Reizkonstellationen, mit denen emotionsbegabte Tiere konfrontiert werden, werden implizit, d. h. nichtanalytisch bewertet und in Form nicht-analytischer Konzepte (eben den Emotionen; TvE 2003, Kap. 6.17) verhaltensrelevant. Die Emotion Angst etwa kann bei einer Antilope als Reaktion auf die Wahrnehmung eines angreifenden Löwen als einfache Form einer Erkenntnisbildung verstanden werden, die durch das emotionale Ausdrucksverhalten auch an andere Lebewesen insbesondere der eigenen Art kommuniziert werden kann. So kann eine Antilope, die den angreifenden Löwen nicht bemerkt hat, über die Kommunikation der Emotion die in der Situation richtigen Erkenntnisse generieren und ihr Verhalten so anpassen, dass es dem eigenen Überleben dient.

Das emotionale Erkenntnissystem ist evolutionsbiologisch viel älter als das analytische Erkenntnissystem höherer Säugetiere, insbesondere des Menschen. Neurobiologisch wird die emotionale Informationsverarbeitung mit dem sog. limbischen System, einer evolutionsbiologisch vergleichsweise alten Hirnstruktur in Zusammenhang gebracht (MacLean 1990). Dazu passend können auch schon bei evolutionsgeschichtlich vergleichsweise alten Wirbeltieren emotional anmutende Verhaltensweisen beobachtet werden. Die analytischere Form der Erkenntnisbildung, wie man sie beim Menschen findet, ist dagegen an die Entwicklung des Neokortex gebunden, die man vor allem bei den Primaten, Menschenaffen und insbesondere beim Menschen findet (Heimer et al. 2008).

Als nicht- oder präanalytische Formen der Erkenntnis sind Emotionen vor allem bei Tieren, bei denen das emotionale Gehirn nicht durch das analytische Gehirn (Neokortex) überformt wurde, vergleichsweise unmittelbar in die Verhaltenssteuerung eingeschaltet. D. h. Emotionen wie Angst rufen vergleichsweise direkt und ungehemmt typisches Flucht- oder Kampfverhalten hervor (Flight-Fight-Reaktion) oder Emotionen wie Ekel führen vergleichsweise unmittelbar zu einem Rückzugsverhalten oder ausspuckende Verhaltensweisen. Bei Lebewesen wie dem Menschen, bei dem das emotionale oder auch limbische Gehirn durch das analytische Gehirn (Neokortex) überformt wurde, können emotionale Verhaltensimpulse dagegen unterdrückt und moduliert werden. Gerade diese Fähigkeit, verschiedene Verhaltensimpulse gegeneinander abzuwägen, spontan präformierte, triebgesteuerte Verhaltensmuster zu unterdrücken oder gezielt nach analytisch benennbaren Kriterien und Gründen zu steuern, macht aus philosophischer Perspektive die Freiheit aus, die im Reich des Lebendigen mit zunehmender Komplexität der Lebewesen erwächst und den Menschen am weitgehendsten von anderen Tieren unterscheidet (TvE 2015).

Dabei ist es ist interessant zu beobachten, dass die natürliche biologische Form der Entwicklung des Lebens und der Arten in der Zeit (Phylogenese) nicht revolutionär, sondern evolutionär vonstattengeht. Damit meine ich die Beobachtung, dass ältere Formen der Organisation von Wahrnehmung, Erkenntnisbildung und Verhaltenssteuerung nicht umgewälzt oder negiert, sondern überformt werden. So hat die Entwicklung analytischer kognitiver Fähigkeiten im Zusammenhang mit der evolutionsgeschichtlichen Herausbildung des Neokortex nicht dazu geführt, dass die älteren Formen der emotionalen Erkenntnisbildung negiert wurden bzw. verschwanden. Vielmehr hat sich das analytische neokortikale Informationsverarbeitungssystem über dem älteren emotionalen Gehirn etabliert. Die neue, evolutionsgeschichtlich jüngere Form des analytischen Denkens operiert also gewissermaßen auf dem älteren emotionalen Betriebssystem, verarbeitet den Input der älteren emotionalen Mustererkennung, gleicht diese mit Elementen der jüngeren analytischen Informationsverarbeitung ab und generiert Erkenntnisse, die beide Aspekte der Informationsverarbeitung beinhalten (Heimer et al. 2008).

Zusammenfassend können Emotionen also als situative, archaische, präanalytische, nicht zwingend bewusste Erkenntnisse verstanden werden, die durch das emotionale Ausdrucksverhalten (Mimik, Gestik, Vokalisation) kommuniziert werden können und unmittelbar verhaltensrelevant sind. Insofern repräsentieren sie kritische Bewegkräfte für das Verhalten von Lebewesen. Im Aristotelischen Denken müssten diese Phänomene am ehesten der animalischen Seele zugeschrieben werden, da sie sich offensichtlich bereits im Tierreich entwickelten.

Die Triebe stellen in Relation zum Emotionsbegriff ein breiteres Konzept dar. Sie repräsentieren generell gültige Wirkkonzepte aus objektiver Perspektive, die situationsunabhängig wirken. Emotionen entwickeln sich dagegen in spezifischen Situationen.

Emotionen sind präanalytische, frühe Formen der situativen Erkenntnisbildung und Erkenntniskommunikation mit unmittelbarer Verhaltensrelevanz, die bei höheren Tieren durch die analytische Informationsverarbeitung überformt werden kann. Als solche müssen sie als Wirkkräfte von Verhalten begriffen werden.

Bedürfnisse

Sprach Freud noch von Lebens- und Todestrieb, Eros und Thanatos, als den beiden großen, übergeordneten (fast schon metaphysischen) Bewegkräften des Lebens, so führte Maslow mit seiner Bedürfnishierarchie eine breitere Theorie über die kritischen Bewegkräfte menschlichen Verhaltens ein. Der Blick war umfassender, genauer und differenzierter. Vor allem aber wählte er eine andere Perspektive. Mit dem Bedürfnisbegriff ging er vom bewussten Selbsterleben von Menschen als Ausgangspunkt seiner Analysen aus. Der Begriff Bedürfnis bezieht sich dabei zwingend auf das Erleben von Individuen. Zwar können die Phänomene des subjektiven Erlebens wiederum Gegenstand einer objektiven Betrachtung werden. Dennoch bleibt die Bedürfnisperspektive eine andere als die der Triebtheorie. Dazu passend entwickelte sich der Triebbegriff auch eher im Kontext der vergleichenden Verhaltensforschung (Ethologie), bei der es um die Erklärung von beobachtbaren Verhalten im Tierreich geht. Bei tierischen Verhalten ist die subjektive Erlebensperspektive aber natürlich zwingend kaum zugänglich wegen der eingeschränkten Kommunikationsmöglichkeiten, weshalb der objektive Triebbegriff auch passender erscheint als der von Bedürfnissen als Bewegkraft zur Beschreibung z. B. des tierischen Sexualverhaltens.

Das bedeutet natürlich nicht, dass Tiere keine Bedürfnisse haben. Ganz im Gegenteil halte ich es für durchaus wahrscheinlich, dass, könnte man das Erleben höherer Säugetiere in einer ähnlich differenzierten Kommunikation wie bei den Menschen erfragen, sich dort ähnliche Parallelen zwischen einer objektiv beschreibbaren Triebdynamik und einer subjektiv erlebten Bedürfnisstruktur ergeben würden. Nur ist eine solche hochdifferenzierte Kommunikation zwischen Mensch und Tier nun einmal (leider) nicht möglich.

Dennoch muss Maslow Recht gegeben werden, dass der Bedürfnisbegriff zur Charakterisierung der Beweggründe menschlichen Verhaltens weitgehend besser geeignet ist als der Triebbegriff. Der Grund dafür ist die Tatsache, dass mit dem Triebbegriff eben nur objektive, von außen beobachtbare Größen der triebhaften Verhaltenssteuerung beschrieben werden können. Das Innenleben eines Menschen ist nun aber wegen der dramatisch größeren Möglichkeiten der eben nicht nur emotionalen, sondern auch analytischen Erkenntnisbildung so viel größer und differenzierter als das von Tieren, dass zur Beschreibung der entsprechend sich entfaltenden Wirkkräfte der Triebbegriff zu grob und undifferenziert erscheint. Auch ist zumindest beim Menschen die Dynamik dieser Innenwelt durch die Selbstreflexion und Kommunikation erschließbar. Dadurch ergeben sich Erkenntnismöglichkeiten, die mit der objektiven Begrifflichkeit einer Triebdynamik nicht mehr hinreichend erschlossen werden können. Gerade hier ist der Fortschritt in Maslows Denken zu sehen. Durch die Einführung und Beschreibung der menschlichen Bedürfnisse entwickelte er eine differenziertere Begrifflichkeit, die half, psychologische und psychodynamische Wirkprinzipien zu erschließen, welche der Begrifflichkeit einer reinen Triebdynamik im Freud'schen Sinne verschlossen bleiben mussten.

Die prinzipiell subjektiven Bedürfnisse stehen also in einer erkennbaren Beziehung zu den von Freud beschriebenen Trieben. So sind etwa die physiologischen Bedürfnisse direkt aus den homöostatischen Trieben abzuleiten, die im Aristotelischen Denken der vegetativen Seele zuzuschreiben wären. Das Bedürfnis nach Sicherheit entspräche im Aristotelischen Denken der Wirksamkeit der animalischen Seele und im Denken der Triebsystematik dem Überlebenstrieb.[6] Denn eine Gefährdung der Sicherheit bedroht natürlich das Leben des Individuums und damit das Überleben der Art.

Soziale Bedürfnisse entwickeln sich dann offensichtlich vor allem bei sozial lebenden Tieren. Insofern, als dass sie vor allem bei Eltern-Kind-Bedürfnissen viel mit Sicherheit, Schutz und dem Überleben der Art zu tun haben, können sie in einem engen Zusammenhang mit dem Lebens- und Überlebenstrieb gesehen werden. Außerhalb der Eltern-Kind-Dynamik wären sie insbesondere bei sozial und in Gruppen lebenden Tieren zu erwarten wie z. B. Hunden, Affen und natürlich vor allem Menschen. Auch hier kann ein mittelbarer Zusammenhang mit Triebdynamiken wie der des Lebens- und Überlebenstriebs gesehen werden. Aber bereits an dieser Stelle zeigt sich, dass die Begrifflichkeit der Triebtheorie zu weit entfernt ist von den einer empirischen, psychologischen Forschung durch Befragung zugänglichen subjektiven Erlebensweisen, als dass sie ausreichen könnte, die sich hier entfaltenden Phänomene zu erklären. Noch viel mehr trifft dies auf die von Maslow formulierten kognitiven, ästhetischen und transzendenten Bedürfnisse zu. So kann etwa das Streben nach schönen Dingen, Ruhm unter Aufopferung des Lebens, oder einem Märtyrertod für ein religiöses Ziel unter Verweis auf die klassisch etablierten triebhaften Verhaltensweisen kaum noch schlüssig erklärt werden. Hier hat Maslow mit seiner Theorie und Begrifflichkeit Räume eröffnet, die der klassischen Triebtheorie bislang verschlossen blieben.

---

6 An dieser Stelle sei nur am Rande auf die interessante Beobachtung hingewiesen, dass die Entwicklung eines zentralen Nervensystems in der Geschichte des Lebens offensichtlich eng mit der Fähigkeit der Bewegung zusammenhängt. Erst die Bewegung ermöglicht es dem individuellen Lebewesen, sich Objekten zu nähern oder sich zu entfernen. Verbunden damit muss bewertet werden, ob eine Annäherung lohnend oder gefährlich sein könnte. Erst diese Dynamik setzt die Entwicklung dessen in Gang, was Aristoteles eine animalische Seele nennt und was eng mit der Genese von zentralen Nervensystemen zur Verhaltenssteuerung verknüpft ist. Die Entwicklung der Emotionen stellt in dieser Dynamik nicht nur eine frühe Form der präanalytischen Erkenntnisbildung dar, sondern sie ermöglicht es den Teilnehmern einer Art auch, ihre Erkenntnisse zu kommunizieren und damit den anderen Gruppenmitgliedern zugänglich zu machen. Die komplexeren Bedürfnisse wie von Maslow formuliert (Kognition, Ästhetik, Transzendenz) entwickeln sich soweit erkennbar dann erst mit der Herausbildung des Neokortex und des damit verbundenen analytischen Verstands.

Der Bedürfnisbegriff greift ähnliche Themen wie der Triebbegriff auf, wählt aber die subjektive Erlebensperspektive. Auf Erlebens- und Verhaltensebene werden subjektive Phänomene und Verhaltensweisen erklärbar, die mit einer reinen Triebtheorie kaum schlüssig begründet werden können.

Motive

In der Alltagssprache wird der Begriff Motiv am ehesten als Beweggrund für eine bestimmte Handlung verstanden. So wird etwa bei Mord nach einem Tatmotiv gesucht, welches den Täter zu seiner Handlung bewegt haben könnte. Solche Motive könnten in ihrer klassischen Form Habgier, Eifersucht, Liebe oder Rache sein. Motive sind also bezogen auf ganz bestimmte Individuen und bestimmte Handlungen, etwa diesen Mord oder Einbruch. Als Beweggründe können Motive bewusst sein, etwa wenn eine Bank aus Habgier ausgeraubt wird oder aber auch unbewusst, etwa wenn ein Kreuzfahrer subjektiv moralische Gründe für seine Handlungen anführt, insgeheim aber von Abenteuerlust, Ehrgeiz oder dem Streben nach Ruhm motiviert ist. Motive sind also nicht immer zwingend vollständig bewusst. Sie sind dem reflektierenden Bewusstsein jedoch zugängig. Motive gehören als benennbare Gründe für die Auswahl von Handlungsalternativen etwa bei der Planung eines Attentats in den klassischen Bereich des freien Verhaltens. Dabei steht die Tatsache, dass Menschen sich selber im Hinblick auf ihre Motivlage etwas vormachen können oder ihnen ihre Motivlagen nur teilweise bewusst sind, der Einordnung als freie Handlung nicht im Wege (TvE 2015, Kap. 7).

Auch wenn die Motive als Beweggründe in den Bereich des freien Verhaltens gehören – insofern, als dass sie beim Abwägen des handelnden Menschen wichtige Orientierungspunkte darstellen –, ist der handelnde Mensch seinen Motiven gegenüber nicht unbedingt frei. So stellen zum Beispiel die emotionalen Beweggründe wie Liebe, Hass, Eifersucht oder Rache Phänomene dar, die die sie erlebenden und erleidenden Menschen nicht ohne weiteres willentlich manipulieren können. Von ihnen gehen auch klare Verhaltensimpulse aus. Das bedeutet in diesen Fällen aber natürlich dennoch nicht, dass das konkrete Verhalten, welches durch solche Emotionen mitbegründet wird, unfrei ist. Dies könnte nur angenommen werden, wenn die Einsichts- oder Steuerungsfähigkeit des Menschen aufgehoben werden. Dieser Punkt wird weiter unten erneut aufgegriffen werden.

In der Motivationspsychologie wird der Motivbegriff teilweise auch verwendet, um situationsübergreifende Persönlichkeitseigenschaften von Menschen zu beschreiben (Heckhausen & Heckhausen 2018). Dies ist insofern nachvollziehbar, als dass etwa die Eifersucht, die Motiv für einen bestimmten Mord sein kann, die Habsucht, die Motiv für einen Raubüberfall ist oder die Ängstlichkeit, die dazu führt, dass ein anderer Mensch sich bei Kritik immer wieder zurückzieht, meist nicht nur die einzelne Tat begründen, sondern immer wieder auch in anderen ähnlichen Situationen als wichtige Bewegkraft bei solchen Menschen beobachtet werden können. Menschen neigen mehr oder weniger zu Eifersucht, Habsucht, Rache usw. Insofern stellen entsprechend begründete Emotionen wie Wut oder Angst nicht nur situativ ausgelöste Gefühle dar, sondern eben auch überdauernde und ein Stück weit situationsunabhängige Persönlichkeitseigenschaften. In diesem Text soll aber die überdauernde Verhaltensdisposition von Menschen mit dem Begriff der Persönlichkeit und nicht mit dem Begriff des Motivs belegt werden, um den alltagssprachlichen Bedeutungsraum des Motiv-Begriffs besser abzubilden.

> Ein Motiv ist ein Beweggrund eines bestimmten Menschen für eine bestimmte Handlung. Wichtige Motive (Beweggründe) können bewusst aber auch vorbewusst sein oder aus dem Bewusstsein verdrängt worden sein (unterbewusst), etwa wenn sie mit moralischen Vorstellungen und Normen in Konflikt geraten.

Ziele

Ziele sind konkrete benennbare Zustände oder Ereignisse, die mit dem Verhalten von Lebewesen erreicht werden können und sollen. So ist es das Ziel des Raubtiers, seine Beute zu erlegen, um diese zu fressen. Das Ziel des Bankräubers ist es, sich mit seinem Diebstahl zu bereichern und es kann das Ziel eines Paares sein, eine Familie zu gründen und Kinder zu bekommen. Solche Ziele sind in der Regel individuell, situativ eingebunden, bewusst und mit zielgerichteten Verhaltenssequenzen verknüpft. Zielgerichtete Verhaltensweisen sind die klassischen Beispiele für freies Verhalten (TvE 2015, Kap. 7). Die Tatsache, dass sich beim menschlichen Verhalten bewusste und vorbewusste oder unterbewusste Ziele vermischen und dass es auf subjektiver Ebene zu Täuschungen im Hinblick auf die eigene Motivation ausgewählter Verhaltensweisen kommen kann, widerlegt nicht die Freiheitsannahme entsprechender Verhaltenssequenzen (ebd., Kap. 8.2).

Diese Definition von Zielen mag manch einem Leser trivial erscheinen. Dabei ist sie ein fundamentaler Punkt, der die Methodik von Wissenschaften wie der Biologie oder Psychologie von klassisch physikalisch orientierten Wissenschaften unterscheidet. Es ist eines der großen Ziele der modernen Wissenschaft gewesen, auf die Zielursache zur Erklärung von Phänomen der Welt zu verzichten (TvE 2003, Kap. 5.3). Dies ist nachvollziehbar angesichts der geschichtlichen Erfahrung, dass komplexe Gegebenheiten in der vorwissenschaftlichen Ära animistisch als durch göttlichen Willen verursacht erklärt wurden. So erfolgreich dieser Ansatz aber in der Wissenschaft der nicht-belebten Natur war, so wenig konnte er überzeugende Theorien und Konstrukte zur Erklärung der Phänomene des Lebens hervorbringen. Selbst die in diesem Zusammenhang herausragende Evolutionstheorie konnte zwar die Diversifizierung der Arten mithilfe des Konzepts der natürlichen Selektion und der Annahme eines diese mitbegründenden Überlebenskampfes überzeugend erklären und empirisch erhärten. Aber auch sie kann auf das unausgesprochene, implizite, zielgerichtete Grundaxiom, den Lebens- und Überlebenstrieb, nicht verzichten (▶ Kap. 3.1).

Viele alltägliche Verhaltensweisen von Tieren und Menschen, erfüllen nicht die Kriterien freier Verhaltensweisen (TvE 2015, Kap. 7). Ebenso wurde an anderer Stelle bereits herausgearbeitet, dass Verhaltensweisen nicht entweder frei oder unfrei sind, sondern vielmehr dimensional als mehr oder weniger frei verstanden werden müssen (ebd., Kap. 8.1).

Gleichzeitig sind es aber nicht die unfreien Verhaltensweisen, die die Menschen und die meisten Leser dieses Buches und eben auch mich hier interessieren, sondern jene, die zumindest dem Grenzbereich der Freiheit zuzuordnen sind. Warum treffen die Menschen ihre zentralen Lebensentscheidungen so und nicht anders? Welche Beweggründe leiten sie bei ihren Entscheidungen? Welche Motive beeinflussen die Überlegungen, wenn zwischen alternativen Verhaltensoptionen ausgewählt wird? Welchen Täuschungen sitzen sie bei ihren Abwägungsprozessen auf? Welche Rolle spielen Kultur, Weltanschauung, Religion und Moral in diesem Zusammenhang?

In diesem Diskurs spielen die Verhaltensziele eine entscheidende Rolle. Denn sie geben den teilweise hochkomplexen Verhaltenssequenzen der Menschen die entscheidende Richtung.

> Zielgerichtetes Verhalten unterscheidet die belebte von der unbelebten Welt. Ziele werden hier verstanden als überwiegend bewusste, konkrete, benennbare, situative Zustände oder Sachverhalte, zu deren Erreichen bestimmte Verhaltensweisen von Lebewesen initiiert werden.

1.3.3 Vom kosmischen zum transzendenten Trieb – die Dynamik und hierarchische Struktur triebhafter Kräfte

In diesem Kapitel soll noch einmal betont werden, dass der Triebbegriff nichts Dinghaftes beschreibt, sondern eine Erkenntnis repräsentiert, nämlich die Erkenntnis, dass das Leben als Ganzes und das Verhalten der Lebewesen erkennbaren Mustern folgt. Aufgrund dieser erkennbaren Verhaltensmuster werden die Triebe als die Kräfte erkannt und benannt, die als Bewegkräfte das beobachtbare Verhalten bedingen.

Während Begriffe wie Bedürfnis, Motiv und Ziel primär die subjektive Perspektive des Selbsterlebens handelnder Subjekte einnehmen, ist der Triebbegriff eher der objektiven, beschreibenden Außenperspektive der vergleichenden Verhaltensforschung (Ethologie) zuzuordnen. Diese objektive Perspektive soll in diesem Kapitel zunächst beibehalten werden.

Betrachtet man sich die verschiedenen Triebe, die als Wirkkräfte beobachtbares Verhalten von Lebewesen erklären können, so ist eine Triebhierarchie und Triebdynamik zu erkennen, die im Folgenden beschrieben werden soll.

Der kosmische Trieb

In der griechischen Mythologie repräsentiert das kosmische Prinzip jene Wirkkraft, die aus dem ursprünglichen Chaos die Welt in Form der ersten Götter, der Titanen Gaia, Nyx, Erebos, Tartaros und Eros, entstehen ließ.

In Anlehnung an diese mythologische Metapher soll der Begriff des kosmischen Triebs hier jene Wirkkräfte benennen, die das Streben aller Lebewesen nach Überleben und nach der Weitergabe des Lebens an die nächste Generation bewirken. Ich finde den Begriff auch deshalb passend, weil in der Begriffswahl eine gewisse mythologische Bedeutungsdimension mitschwingt. Diese könnte zwar dem Anspruch auf strenge Wissenschaftlichkeit, die dieser Text erhebt, in der Außenwahrnehmung beeinträchtigen, tut dies aber bei genauer Analyse nicht. Denn die argumentative Leerstelle, die durch die axiomatische Setzung des kosmischen Triebs markiert wird, wird eben durch die Begriffswahl transparent gemacht und betont. Wie mehrfach erwähnt liegt das Prinzip eines Strebens nach Leben, Überleben und Weitergabe des Lebens auch der Evolutionstheorie implizit zugrunde. Nur wird es begrifflich nicht so klar identifiziert und abgegrenzt wie der darauf aufbauende Prozess der Selektion der an die jeweilige Umwelt am besten angepassten Lebewesen.

Der kosmische Trieb liegt auch den im Weiteren diskutierten vegetativen, animalischen und transzendenten Trieben zugrunde. Er bildet den grundsätzlichen, fundamentalen und axiomatischen Hintergrund, vor dem sich die triebhaften Kräfte der pflanzlichen, tierischen und menschlichen Welt herauskristallisieren.

Und bereits an dieser fundamentalen Stelle des Denkens über das Leben und des Erklärens der verschiedenen Lebensprozesse und -phänomene wird in Form des kosmischen Triebs auch bei den Wissenschaftlern, die dieses Wirkprinzip nicht so benennen würden, ein zielgerichtetes, teleologisches Denkelement in alle Theorien über die Werdensgeschichte des Lebens eingeführt. Ähnlich wie in anderen Bereichen der Molekular- und Neurobiologie können Teilaspekte biologischer Prozesse immer wieder auch überzeugend rein kausal nachvollzogen und erklärt werden wie etwa in der Evolutionsbiologie die Entstehung und Differenzierung der Arten vor dem Hintergrund eines in den verschiedenen Umwelten bestehenden Selektionsdrucks. Die grundsätzliche Bewegkraft, die dazu führt, dass Lebewesen überhaupt nach Überleben streben, bleibt aber ebenso unbegründbar wie die Antwort auf die Frage, wieso Körper mit Masse eine Anziehungskraft entfalten. So wie in der Physik die Gravitationskraft entsprechende Beobachtungen und Bewegungen überzeugend erklärt, kann in der Theorie des Lebens der kosmische Trieb als Bewegkraft dieser Dynamik des Lebens zumindest solange gesetzt werden, bis eine plausiblere Begrifflichkeit diese Erklärungslücke ausfüllen kann.

Der Begriff des kosmischen Triebs beschreibt den grundlegenden Lebens- und Überlebenstrieb von Lebewesen. Der kosmische Trieb repräsentiert jene fundamentalen Wirkkräfte, die dazu führten, dass das Leben entstand, sich entwickelte, Lebewesen nach Überleben und nach der Weitergabe des Lebens streben. Der bewusst metaphysisch anmutende Begriff des kosmischen Triebs fasst die zielgerichtete (teleologische) Grundstruktur des Lebens und des Verhaltens von Lebewesen zusammen.

Die vegetativen Triebe

Grundlegende Wirkprinzipien des Lebens sind bereits auf der Ebene pflanzlichen Lebens zu beobachten. So konnte schon Aristoteles die Wirkelemente des Wachstums, des Stoffwechsels und der Vermehrung als gemeinsame Merkmale pflanzlichen Lebens herausarbeiten. Er fasst diese unter dem Begriff der pflanzlichen Seele zusammen. Hier soll in Anlehnung daran die Begrifflichkeit der vegetativen Triebe gewählt werden. In der gegenwärtigen Biologie und biologischen Psychologie werden wie oben bereits beschrieben homöostatische und nicht-homöostatische Triebe unterschieden. Homöostatische Triebe sind dabei etwa solche, die das Streben von Zellen nach Stabilität des inneren Milieus wie Temperatur oder ph-Wert beinhalten. Nicht-homöostatische Triebe sind beispielsweise solche, die sexuelle Verhaltensweisen auch schon von basalen Formen des Lebens beinhalten, etwa wenn bereits einzellige Lebewesen genetische Informationen austauschen. Pflanzliches Leben unterscheidet sich dabei insofern von tierischem Leben, als dass pflanzliches Leben weitgehend standortgebunden ist und Pflanzen sich zumindest nicht gezielt von einem Ort zum anderen bewegen können. Dies ist der wahrscheinliche Grund dafür, wieso sich in der Welt des pflanzlichen Lebens keine zentralen Nervensysteme herausgebildet haben. Denn diese entfalten ihren Wettbewerbsvorteil in der Welt des Lebens nur dann, wenn aktive und vor allem zielgerichtete Bewegungen möglich sind, die eine Steuerung und Koordination solcher Bewegungsvorgänge vorteilhaft werden lassen.

Die Vielzahl der vegetativen homöostatischen und nicht-homöostatischen Prozesse ist nicht Thema dieses Buches. Sie werden in den verschiedenen Disziplinen der Biologie thematisiert und erforscht. Und auch dort ist es wie in allen Bereichen der Wissenschaft oberstes Ziel, die Lebensprozesse rein kausal zu verstehen und zu erklären. Und dennoch zeigt sich auch in diesen Bereichen, dass bei genauer Betrachtung der Erklärungsmodelle immer wieder auf zielgerichtete und damit triebhafte Erklärungsmuster zurückgegriffen werden muss. Wenn z.B. der Austausch von Erbgut zwischen Einzellern damit erklärt wird, dass dadurch die Anpassungsfähigkeit und Überlebenswahrscheinlichkeit der entsprechenden Zellen erhöht wird, so wird damit ein triebhaftes Grundprinzip, nämlich das kosmische Streben nach Leben und Überleben, implizit mitgedacht.

Die vegetativen Triebe beschreiben das Streben bereits pflanzlichen Lebens nach Wachstum, Stoffwechsel, Austausch mit der Umwelt, Vermehrung und der Aufrechterhaltung eines stabilen inneren Milieus (Homöostase). Diese Wirkkräfte sind nicht an das Vorhandensein eines zentralen Nervensystems (ZNS) und auch nicht an Bewusstsein gebunden.

Die animalischen Triebe

Unter dem Begriff der animalischen Triebe sollen an dieser Stelle die Bewegkräfte komplexer organisierter Verhaltensweisen zusammengefasst werden. Sie sind dadurch charakterisiert, dass sie alle etwas mit aktiver und zielgerichteter Bewegung zu tun haben. Mit der Entwicklung der Möglichkeit zum Ortswechsel und zur aktiven Bewegung bei tierischen Lebewesen entstand zwangsläufig die Notwendigkeit, diese Bewegungsmöglichkeiten zu koordinieren und zu steuern. Unkoordinierte und ungesteuerte Bewegungen würden für die sich so bewegenden Lebewesen keinen Selektionsvorteil beinhalten. Eine gezielte Bewegung hin zu einer Nahrungsquelle, einem Sexualpartner oder weg von einer Gefahr stellt dagegen einen Überlebensvorteil dar. Vor diesem Hintergrund erscheint es plausibel, dass sich in der Entwicklungsgeschichte des Lebens parallel zu den wachsenden Möglichkeiten und Differenzierungen motorischer Bewegungen im Tierreich ein zentrales Nervensystem herausgebildet hat, welches dazu in der Lage ist, diese Bewegungen zu koordinieren und zu steuern. Mit zunehmender Komplexität der sich in diesem Zusammenhang herausbildenden zentralen Nervensysteme und motorischen Bewegungsapparate gewinnen auch die resultierenden möglichen Verhaltensweisen an Vielfalt. Dementsprechend müssen auch die dabei entstehenden Verhaltenssteuerungsprogramme zwangsläufig komplexer werden – und damit die zentralen Nervensysteme, die ja Substrat der Verhaltenssteuerung sind. Dabei werden vergleichsweise einfach strukturierte Verhaltensprogramme als Reflexe oder Instinkte beschrieben. Bei den Instinkten etwa, die im Deutschen auch Naturtriebe genannt werden, handelt es sich um Verhaltensprogramme, die in stereotyper Art und Weise durch bestimmte Schlüsselreize ausgelöst werden. Sie werden auch als angeborene oder biologisch verankerte Verhaltensweisen verstanden. Beispiel wäre z.B. das Fluchtverhalten eines Kükens, wenn es die Silhouette eines Raubvogels wahrnimmt. Aber auch Verhaltensweisen wie die mütterliche Aggression (»maternal aggression«) bei wahrgenommener Bedrohung des Nachwuchses. Eine Vielzahl von Verhaltensweisen im Kontext der Sexualität können über die Artgrenzen der verschiedenen Lebewesen hinweg als regelhaft und stereotyp triebgesteuert beschrieben werden. Charakteristika solcher triebgesteuerter Verhaltensweisen sind dabei auf der einen Seite die benennbaren Schlüsselreize, die entsprechende Verhaltensprogramme auslösen, und auf der anderen Seite aus objektiver Perspektive stereotype beobachtbare motorische Verhaltensweisen, denen aus subjektiver Perspektive stereotype Erlebensweisen aus der Innenperspektive entsprechen.

Beispiele solcher animalischer triebgesteuerter Verhaltensmuster wären neben den bereits oben geschilderten Verhaltensweisen Flucht- und Kampfverhalten im Falle wahrgenommener Bedrohung (»flight-fight-reaction«), die über die Artgrenzen hinweg vergleichsweise ähnlichen und stereotypen Sexualverhaltensweisen, stark präformierte Verhaltensmuster aus dem Bereich der Körperpflege, das ebenfalls über die Artgrenzen hinweg oft sehr ähnliche Territorialverhalten (»territory aggression«), das Beuteverhalten (»predatory aggression«) sowie das Sozialverhalten bei sozialen Tieren wie Hunden und Affen sowie Menschen.

Als verhaltensregulierende und -steuernde Elemente haben sich in dieser evolutionären Entwicklungsstufe tierischen Lebens wie oben geschildert die Emotionen entwickelt. Wie dort ausgeführt können diese als frühe animalische Formen der nicht-analytischen Erkenntnisbildung verstanden werden. Dabei werden komplexe Situationen analysiert und bewertet und in Form der dadurch ausgelösten Emotionen Verhaltensbereitschaften zur Optimierung des situativen Verhaltens angestoßen (▶ Kap. 1.3.2).

Emotionen haben dabei eine erkennbar höhere Komplexitätsstufe als instinkthafte Verhaltensweisen. Im Vergleich zu instinkthaften Verhalten sind die durch Emotionen angestoßenen Verhaltensweisen weniger stereotyp und konkret. So führt etwa die durch Bedrohungsreize induzierte Furcht nicht zwingend zu einem Fluchtverhalten, sondern es können auch alternative Verhaltensprogramme wie etwa ein einfrierendes Tarnverhalten (»freezing behaviour«) oder ein aggressives Kampfverhalten ausgelöst werden. Welches der zur Verfügung stehenden Verhaltensprogramme in der konkreten Bedrohungssituation eines Lebewesens genau gewählt wird, hängt dann von weiteren situativen Faktoren wie etwa Fluchtmöglichkeiten, körperliche Unversehrtheit oder wahrgenommene Stärke des Feindes ab.

Diese Analyse veranschaulicht, wie sich bereits bei der Organisation tierischen Verhaltens Horizonte der Freiheit aus dem Raum weitgehend triebgesteuerten präformierten Verhaltens abheben.

> Die animalischen Triebe bewirken weitgehend präformierte, mehr oder weniger stereotype Verhaltensmuster, die von Schlüsselreizen (Instinktverhalten) oder typischen Reizkonstellationen (Bedrohung, Bedrohung des Nachwuchses, Territorialverlust, Nahrung, Sexualpartner) angestoßen werden.
> In Form der evolutionsbiologisch sich im Tierreich entwickelnden Emotionen werden komplexere, animalische, integrative Programme der Situationsbewertung und Verhaltenssteuerung erkennbar.

Die transzendenten Triebe

In der Entwicklungsgeschichte des Lebens entwickelten sich aus gemeinsamen Vorfahren die Primaten, die Menschenaffen und schließlich die Menschen, die im Zusammenhang mit der Entwicklung des Neokortex und zunehmender Bewusstseinsfunktionen ganz neue Dimensionen des analytischen und einsichtsgesteuerten Verhaltens erschließen konnten. Damit verbunden nahmen auch die triebhaft gesteuerten Verhaltensweisen weitaus komplexere Formen an. Dennoch können auch im Bereich menschlichen Verhaltens mit Leichtigkeit stereotype Verhaltensmuster erkannt werden, die vergleichsweise einheitlich über die Grenzen der einzelnen Individuen, sozialen Gruppen und sogar der Arten hinweg durch ähnliche Reizkonstellationen ausgelöst werden und zu ähnlichen Verhaltensmustern führen.

Zum einen sind in diesem Zusammenhang Verhaltensweisen zu nennen, die im Reich des Lebens bereits durch die vegetativen oder animalischen Triebe charakterisiert wurden. So streben natürlich auch vernunftbegabte Menschen ebenso wie Affen, Hunde, Nacktschnecken, Pflanzen oder Bakterien zu einer arttypischen Stabilisierung des inneren Milieus z. B. in Form der Körpertemperatur, des ph-Werts, der Elektrolyt- oder Nährstoffkonzentrationen. Ausdruck findet dies etwa im Ernährungs- oder Kleidungsverhalten, die in diesem Sinne natürlich durch die vegetativen Triebe des Menschen mitbeeinflusst werden. Nur sind die entsprechenden Verhaltensweisen weniger stereotyp als bei einfacher strukturierten Lebewesen. Sie werden überformt durch planendes und vorausschauendes Verhalten, welches dem Menschen im Sinne eines modulierenden, kognitiven Werkzeugs viel umfassender zur Verfügung steht als dem Hund oder der Nacktschnecke. Dennoch haben die verhaltensrelevanten Funktionen der vegetativen Triebe auch für den Menschen nichts an ihrer Bedeutung verloren. Die Verhaltensrelevanz der vegetativen Triebe ist lediglich eingebettet in weitaus komplexere, kognitiv modulierte Verhaltensweisen.

Gleiches gilt für die animalischen Triebe. Es ist eines der großen Verdienste Sigmund Freuds darauf aufmerksam gemacht zu haben, wie hoch die Relevanz des (unterdrückten) Sexualtriebs auch für viele Verhaltensweisen des aufgeklärten Bildungsbürgertums der Moderne war und ist. Seine zentrale Leistung bestand gerade darin, dass er durch eine sorgfältige Analyse der Dynamik psychischer Prozesse von Menschen seiner Zeit überzeugend aufweisen konnte, dass eine wichtige Motivation für beobachtbare Verhaltensweisen im Sexualtrieb zu sehen ist, ohne dass dies den Menschen seiner Zeit bewusst war.

Es bedarf wahrscheinlich des größeren Abstands eines weiteren Jahrhunderts, um zu erkennen, dass sich über der Schicht animalisch triebhafter Verhaltensweisen weitere für unser Verhalten kritische triebhafte Strukturen befinden, die Freud vielleicht auch deshalb nicht als solche erkennen konnte, weil er sie nur als den Sexualtrieb unterdrückende Phänomene begriff. Damit meine ich jene Dimensionen triebhafter Verhaltenssteuerung, die ich mit dem Begriff der transzendenten Triebe bezeichnen möchte.

Was sind transzendente Triebe? Mit dem Begriff der transzendenten Triebe möchte ich jene Verhaltensimpulse zusammenfassen, die nicht auf eine unmittel- oder mittelbare Sicherung des Lebens, Überlebens oder Weitergabe des Lebens in Bezug auf den eigenen Körper abzielen, sondern vielmehr Zielzustände anstreben, die außerhalb des materiellen Lebens dieser Welt liegen.

Transzendente Triebe wurzeln ebenso wie die vegetativen und animalischen Triebe im kosmischen Trieb insofern, als dass sie auf Leben, Überleben und eine Weitergabe des Lebens abzielen. Sie sind jedoch Triebe der kognitiven Domäne. Sie treten, soweit für mich erkennbar, nur bei Menschen offen zutage, könnten aber auch als Beweggrund der Verhaltensweise einiger höherer Tierarten erwogen werden. Sie scheinen an Bewusstsein und die Erkenntnis des eigenen Todes geknüpft zu sein und zielen ab auf eine imaginierte Absicherung des eigenen Lebens bzw. der eigenen Existenz in einer nicht-körperlichen Art und Weise, sei es in Form eines Lebens bzw. einer Existenz in einer anderen, religiös vorgestellten Welt, in den Geschichtsbüchern, im Ruhm, in Gebäuden, Kunstwerken oder in den Nachkommen.

Klassisches Beispiel transzendent motivierter Verhaltensweisen sind die religiösen Praktiken in ihren verschiedenen konfessionellen und nicht-konfessionellen Varianten, die man bei den meisten Menschen überall auf der Welt beobachten kann. Der Begriff »transzendent motivierte Verhaltensweisen« soll hier aber nicht auf klassisch religiös motivierte Verhaltensmuster eingeengt werden. So muss nach dem hier vorgestellten Verständnis auch das Verhalten eines atheistisch eingestellten, kommunistischen Revolutionärs oder eines idealistisch motivierten Selbstmordattentäters als transzendent begründet verstanden werden. Und ebenso handeln Schriftsteller, Wissenschaftler, Künstler, Politiker, Musiker, Sammler, Idealisten jedweder Couleur und viele Familienmenschen aus transzendenten Beweggründen.

Nun mag der Einwand kommen, solche Verhaltensweisen seien doch auf diesseitige und materielle Ziele ausgerichtet, etwa wenn konkrete Verhaltensweisen darauf abzielen, der eigenen sozialen Referenzgruppe (Familie, Sippe, Partei, Bewegung etc.) materielle Güter, Macht, Einfluss oder Ruhm zu sichern. Sobald solche bewussten Intentionen aber die Perspektive der Zeit nach dem eigenen Tod in den Blick nehmen, handelt es sich um transzendente Beweggründe im Sinne der oben genannten Definition. Denn es sind dann erkenntnisgeleitete, kognitiv vermittelte Motivationen, die auf einen Fortbestand der eigenen ideellen Existenz in einem Vorstellungsraum jenseits des eigenen Lebens abzielen.

In Begriffen wie Ruhm, Ehre, Rechtschaffenheit und Gottgefälligkeit sind transzendente Beweggründe ebenso enthalten wie in Verhaltenspraktiken wie dem Aufstellen von Denkmälern und dem Feiern von Gedenkveranstaltungen. Und nicht zuletzt im religiös oder politisch motivierten Amoklauf scheinen transzendente Beweggründe auf besonders erschreckende Art und Weise aufzuleuchten, wenn Amoktäter sich immer wieder auf ganz typische und stereotype Art und Weise vor dem Morden und der Selbsttötung vorstellen, wie das eigene Handeln im Diskurs und in den Zeitungen der Zukunft seinen Niederschlag finden wird (Bannenberg 2010).

Die großen Weltreligionen haben zur transzendenten Motivation meist recht konkrete Vorstellungen von einer Existenz jenseits des diesseitigen Lebens entwickelt. Auch in nicht klassisch religiösen, politischen Weltanschauungen wie etwa dem Sozialismus, Kommunismus, Faschismus und dem Nationalsozialismus oder anderen atheistischen oder idealistischen Weltsichten oder Ideologien kommen transzendent strukturierte Vorstellungen zum Tragen. Nur sind diese in den meisten nicht-religiösen, postmodernen Varianten weniger klar ausformuliert und konkretisiert. So zielen sozialistische und kommunistische transzendente Ziele auf gesellschaftliche Zustände ab, die den paradiesischen Jenseitsvorstellungen vieler Religionen sehr ähnlich sind mit der Ausnahme, dass sie nicht in eine Welt jenseits der erlebbaren körperlichen Wirklichkeit, sondern nur in die Zukunft projiziert werden. Ähnliches gilt für faschistische bzw. nationalsozialistische transzendente Ziele mit dem Unterschied, dass nicht die integrative Perspektive eines Internationalismus, sondern die exklusive Sicht eines Nationalismus gewählt wird. Aber auch das Sammeln von Kunst, das Schreiben von Büchern und Gedichten, das Ausüben von Wissenschaft und auch alltägliche Verhaltensweisen wie das Sammeln von Objekten oder das Ausüben von Sport

kann dann, wenn es in der Vorstellung der handelnden Menschen ideell überhöht wird, transzendenten Beweggründen folgen.

Solche transzendenten Beweggründe sind für das menschliche Verhalten gerade im vergleichsweise freien Bereich behavioraler Realität sicher nicht weniger
wichtig als der Sexualtrieb. Ebenso wie die aus dem Sexualtrieb resultierende
Triebenergie von Mensch zu Mensch verschieden stark ausgeprägt sein kann, ist
dies auch für die transzendenten Triebe der Fall. Und ebenso wie die animalischen Triebe die vegetativen nicht negieren, sondern sie vielmehr überformen,
ist dies auch für die transzendentalen Triebe der Fall. Sie überformen das Verhaltensrepertoire, welches in Form vegetativer und animalischer Verhaltensweisen
gegeben und weiter vorhanden ist und betten diese in den weitaus komplexeren
Raum der transzendenten Motivation ein. Die Konzeption des transzendenten
Triebs und der transzendenten Motivation wird in Kapitel 4 erneut aufgegriffen
werden (▶ Kap. 4).

> Transzendente Triebe sind meist bewusstseinsnahe Verhaltensimpulse. Sie
> sind Ausdruck des kosmischen Triebs in der kognitiven Domäne. Sie zielen
> auf Existenz, Leben und Überleben in einer vorgestellten, nicht-körperlichen,
> ideellen, posthumen Dimension ab.

Die Phylogenese der Triebe

Der Begriff »Phylogenese« beschreibt die evolutionäre Werdensgeschichte des Lebens insgesamt sowie einzelner Arten und Familien des Lebens. Aus phylogeneti-
scher Perspektive ist eine hierarchische Ordnung und Systematik der verschiedenen Triebbegriffe erkennbar. Der Begriff des kosmischen Triebs beschreibt als
grundsätzliches axiomatisches Konstrukt die Beobachtung im gesamten Bereich
des Lebendigen, dass Lebewesen nach Leben, Überleben und der Weitergabe des
Lebens von einer Eltern- auf eine Tochtergeneration streben. Der kosmische
Trieb ist damit ein Oberbegriff für die drei hier weiter unterschiedenen Triebbereiche der vegetativen, animalischen und transzendenten Triebe. Aber auch unter
den letztgenannten gibt es eine offensichtliche hierarchische, evolutionäre Ordnung, die an die Komplexität der Körper der Lebewesen gebunden ist. So sind
die vegetativen Triebe die ältesten und zeitlich frühesten, die nicht nur den
Pflanzen, sondern allen Lebewesen zukommen. Tierische Lebewesen, die sich bewegen können und in Zusammenhang damit ein zentrales Nervensystem entwickeln, zeigen darüber hinaus auch animalisches Triebverhalten. Die konkrete
Ausformung der Komplexität der entsprechenden Verhaltensweisen ist auch im
Bereich des tierischen Lebens sehr variabel und offensichtlich abhängig von der
Komplexität der Körper der einzelnen Lebewesen. So weisen Würmer mit ihren
einfachen Körpern und Nervensystemen kein hoch differenziertes triebhaftes
Verhalten und auch keine erkennbaren Emotionen auf. Höhere Säugetiere dagegen verfügen über eine breite Palette unterschiedlicher triebhafter Verhaltensre-
pertoires und auch ein differenziertes emotionales Verhalten.

Die transzendenten Triebe sind schlussendlich weitgehend an bewusstes, einsichtsgesteuertes, d. h. intelligentes Leben geknüpft, welches insbesondere bei Menschen beobachtet werden kann. Ob andere hochentwickelte Tiere wie Menschenaffen, Wale, Delfine oder Elefanten auch Verhaltensweisen zeigen, die im Sinne transzendenter Triebdynamiken zu deuten wären, soll an dieser Stelle offen gelassen werden, da es nicht um die theoretische Abgrenzung menschlicher versus tierischer Existenz, sondern um ein Verständnis hochkomplexer menschlicher Verhaltensweisen im Dunstkreis transzendent motivierter Verhaltensmuster gehen soll.

Unabhängig davon kann festgehalten werden, dass die zeitlich jüngeren und höher entwickelten Formen triebhaften Verhaltens die zeitlich älteren jeweils überformen, einbetten und überhöhen, ohne diese zu negieren oder etwa abzuschaffen.

> In der Werdensgeschichte des Lebens haben sich der Komplexität und der Biologie der lebendigen Körper folgend vor dem Hintergrund des übergeordneten Lebenstriebs zunächst vegetative, dann animalische und schließlich transzendent motivierte Verhaltensmuster entwickelt. Die höheren jüngeren Formen der Triebdynamik umschließen die älteren, überformen sie und betten sie in die komplexere Verhaltenssteuerung ein.

Die Ontogenese der Triebe

Der Begriff »Ontogenese« meint die individuelle Entwicklung eines einzelnen Lebewesens vom Embryo bis hin zum ausdifferenzierten Erwachsenen. In dieser Ontogenese durchlaufen auch die zerebral am weitesten differenzierten Lebewesen, die Menschen, nach wie vor bekanntermaßen die verschiedenen Entwicklungsstufen der Phylogenese. Auf die Welt kommen die Menschen als sog. physiologische Frühgeburten. D. h. sie sind anders als viele andere Säugetiere wie etwa Kühe völlig hilflos, weitgehend bewegungsunfähig und völlig auf die Hilfe und Unterstützung ihrer Eltern angewiesen. In diesem Stadium der Entwicklung ist das Verhaltensrepertoire sehr eng und fast völlig auf überwiegend vegetatives und teilweise animalisch triebhaftes Verhalten beschränkt. Essen, Trinken, Schlafen und die Verdauung, der Stoffwechsel und Wachsen sind die Aufgaben dieser Zeit. Aber schon bald differenzieren sich die motorischen und sensorischen Funktionen aus. Verbunden damit verbreitert sich das Verhaltensrepertoire oder – aus der Innenperspektive der Säuglinge und Kinder analysiert – die Bedürfnisse. Mit zunehmenden Bewegungsmöglichkeiten, sensorischen und kognitiven Fähigkeiten sowie der Entwicklung der Sexualfunktionen werden triebhaft modulierte Verhaltensweisen erkennbar, die am ehesten den animalischen Triebbereichen zuzuordnen sind wie Erkundungsdrang, Bewegungsdrang, soziale Eingliederung und Sexualverhalten. Und schließlich werden mit der Entwicklung der höchsten kognitiven Fähigkeiten, der Fähigkeit zur Perspektivübernahme, Abstraktion und Selbstdistanzierung, der ästhetischen Fähigkeiten und der Kritikfähigkeit, Verhaltensmuster sichtbar, die ganz wesentlich durch transzendente Triebe mitbedingt werden. Es ist wichtig zu erkennen, dass mit zunehmender Freiheit der in Frage stehenden Verhaltensweisen einzelne Triebaspekte wie etwa der Sexualtrieb oder der Bewegungsdrang immer weniger alleinbestimmend werden im Hinblick auf das Zustandekommen des resultierenden beobachtbaren Verhaltens. Denn die entscheidenden Subjekte müssen Optimierungsprozesse und Abwägungen organisieren, da sich die verschiedenen Triebimpulse, bzw. aus subjektiver Perspektive die verschiedenen Bedürfnisse, teilweise widersprechen und entgegenstehen. Gerade dadurch wird der Raum der Freiheit ja überhaupt erst eröffnet und erweitert (TvE 2015, Kap. 7). Die zeitliche Dynamik der Entwicklung der verschiedenen Triebdimensionen gestaltet sich dabei in der Ontogenese weitgehend analog zu der in der Phylogenese beobachteten Dynamik. D. h. zunächst entwickeln sich die vegetativen, dann die animalischen und schließlich die transzendenten Triebe. Die höheren Triebe negieren nicht die früheren, sondern überformen sie und binden sie in die biologisch komplexere Systematik des leistungsfähigeren Körpers mit ein.

In der Ontogenese zeigt die Entwicklung der verschiedenen Triebbereiche eine ähnliche Dynamik wie in der Phylogenese. So wie der Körper eines Lebewesens von der Embryogenese bis hin zum voll entwickelten Erwachsenen die Entwicklungsstufen des Lebens in groben Zügen nachzeichnet, gilt dies auch für die verfügbaren Verhaltensrepertoires und Triebdynamiken.

Die Hierarchie der Triebe

Maslow wies in seiner Theorie der Bedürfnisse darauf hin, dass es eine Hierarchie der Bedürfnisse gibt und die Bedürfnisse der höheren Stufen erst dann zum Tragen kommen, wenn die Bedürfnisse der früheren Stufen erfüllt sind. Dies ist teilweise auch im Bereich triebhaften Verhaltens nachvollziehbar. So ist etwa eine Erfüllung der vegetativen Bedürfnisse etwa nach geregelter Körpertemperatur, ph-Wert, Ernährung usw. Voraussetzung dafür, dass sich Sexualverhalten zeigen kann. Und auch transzendent motiviertes Verhalten etwa im Sinne des Schaffens von Kunst, des Strebens nach Ruhm oder religiösem Ausdruck zeigt sich in der Regel erst dann, wenn die Grundbedürfnisse nach Nahrung, Kleidung, Sicherheit und sozialer Einordnung erfüllt sind. Dies gilt insbesondere für Konstellationen, in denen die jeweils basaler angesiedelten Triebbefriedigungen auf extreme Art und Weise unerfüllt bleiben. Wenn etwa ein Tier zu verhungern droht, spielt das Bedürfnis nach Sicherheit und damit verbundene triebhafte Fluchtreflexe eine vergleichsweise untergeordnete Rolle. Und auch das Streben nach ästhetischem Ausdruck, Schaffen von Kunst oder Musik oder religiöse Praktiken spielen im Falle einer akuten Bedrohung des Lebens meist keine zentrale Rolle.

Aber obwohl der frierende, hungernde, notleidende und in seiner Sicherheit bedrohte Mensch meist mehr mit der Erfüllung seiner Grundbedürfnisse beschäftigt ist als mit Kunst und Musik, so zeigen die historischen Erfahrungen mit menschlichen Verhaltensweisen doch auch, dass gerade in solchen extremen Situationen religiöse Praktiken, Kunst und Musik ganz herausragende Bedeutung gewinnen können. Erinnert sei an das unermessliche Leid in den KZs, Gulags, Gefängnissen, an den Kriegsfronten und anderen Folterstätten dieser Welt und die bewundernswerte Größe und Stärke, mit der viele Menschen gerade in Form transzendent motivierten Verhaltens dort ihre Würde verteidigen und bewahren. Solche Verhaltens- und Erlebensweisen sind gerade vor dem Hintergrund des hier entwickelten Denkens gut verstehbar. Denn die notleidenden und bedrohten Menschen werden in solchen Situationen in aller Härte auf die eigene Verletzlichkeit und den eigenen Tod zurückgeworfen. Und gerade in solchen Situationen zeigt sich die ungeheure Wirkmacht der transzendenten Triebe, die die fundamentaleren vegetativen und animalischen Bewegimpulse dann dominiert.

Es zeigt sich also, dass eine gewisse hierarchische Struktur der verschiedenen Triebimpulse ganz im Sinne von Maslows These zwar überzeugend ist. Sie darf aber nicht absolut und rigide gedacht werden. Vielmehr stehen in den meisten Situationen des alltäglichen Lebens die verschiedenen triebhaft beeinflussten Verhaltensimpulse de facto wohl eher nebeneinander und müssen situativ gegeneinander abgewogen und aufeinander abgestimmt werden. So können der Drang nach Ernährung, Sexualverhalten, sozialer Anerkennung, Aufmerksamkeit und sozialer Dominanz durchaus in einzelnen gegebenen Situationen alle gleichzeitig vorhanden sein. Es obliegt dann dem individuellen Lebewesen, diese verschiedenen Verhaltensimpulse vor dem Hintergrund der eigenen Erfahrungen, Erkenntnisse und Zukunftsmodellierungen so gegeneinander abzuwägen, das ein übergeordnetes, sinnvolles und zielführendes Verhalten resultiert. Gerade in solchen Situationen zeigt und entfaltet sich die Freiheit entsprechender Lebewesen als psychobiologische Errungenschaft der autonomen und nicht extern determinierbaren Verhaltenssteuerung (TvE 2015).

Dieser psychobiologische Prozess der Abstimmung verschiedener homöostatischer und nicht-homöostatischer, vegetativer, animalischer und kognitiver Triebeinflüsse aufeinander und mit den situativen und kontextuellen Verhaltenszielen ist dabei eine Leistung des Ichs bzw. des psychobiologischen Apparates, der diesen Ich-Funktionen zugrunde liegt (▶ Exkurs 1.1). Solche Informationsverarbeitungsprozesse können dabei weitgehend vorbewusst ablaufen, vor allem dann, wenn zwischen den verschiedenen triebhaften und situativen Verhaltensimpulsen keine Widersprüche bestehen (Verhaltensbeispiel: Im Supermarkt wird im Vorbeilaufen ein angebotenes Käsestück verzehrt). Immer dann, wenn zwischen den verschiedenen Motivationsquellen relevante Zielkonflikte bestehen, ist davon auszugehen, dass das Bewusstseinssystem in Form eines analytischen Prozesses eingeschaltet wird, wodurch die entsprechende Verhaltenssequenz zu einer bewussten, freien Willenshandlung wird (Verhaltensbeispiel: Hitlerattentat; TvE 2015).

Vor allem in Situationen extremer Untererfüllung vegetativer oder animalischer Bedürfnisse kommen die differenzierteren transzendenten Bedürfnisse und die damit verbundenen triebhaften gesteuerten Verhaltensmuster oft nicht zum Tragen. In den meisten Situationen alltäglichen Verhaltens durchwirken sich aber die verschiedenen Triebbereiche, müssen gegeneinander abgewogen und aufeinander abgestimmt werden.

Die Neurobiologie der Triebe

Die hier vorgestellten Triebe sind keine Phänomene, die sich außerhalb der Biologie bewegen. Vielmehr geht die Triebentwicklung erkennbar mit der Entwicklung der Biologie der triebbewegten Lebewesen einher. So ist das triebhafte Verhaltensrepertoire einer Amöbe viel variantenärmer als das einer Nacktschnecke, einer Katze oder eines Menschen. Es scheint also so zu sein, dass die triebgesteuerten Verhaltensweisen der Lebewesen ein biologisches Korrelat haben. Die Biologie der Körper der Lebewesen engen deren Verhaltensrepertoire nicht nur ein. Vielmehr ist das breitere Verhaltensrepertoire höher entwickelter Lebewesen als Errungenschaft der Körper dieser Lebewesen zu sehen. Ebenso ist das Phänomen der Freiheit im Verhalten von Lebewesen und insbesondere von Menschen als biologische Errungenschaft zu begreifen (TvE 2015). Häufig wird gerade in wissenschaftlichen Kreisen der Intuition Ausdruck verliehen, als würde die Biologie und speziell die Neurobiologie Freiheit verunmöglichen, weil sie kausal geschlossene Erklärungen für menschliches Verhalten hervorbringen würde. Andere argumentieren, die neurobiologische Verfasstheit mentaler Zustände von Menschen sei der Grund dafür, dass diese vollständig extern beschreibbar und berechenbar seien. Dass beides nicht der Fall ist, wurde an anderer Stelle gezeigt (ebd.).

Hier soll es um die Bedingtheiten und Wirkkräfte zur Erklärung menschlichen Verhaltens gehen. Die Triebkräfte stellen dabei wichtige konzeptuelle Eckpunkte dar. Aber sie werden nicht als Phänomene außerhalb der Neurobiologie gedacht, sondern vielmehr als Bewegkräfte, die ihre Wirkung nur deshalb entfalten können, weil die Körper, in denen sie sich entfalten, einen entsprechenden biologischen Komplexitätsgrad erreicht haben (TvE 2003, Kap. 5.4).

Die triebhaften Wirkprinzipien sind keine Phänomene, die sich außerhalb der Biologie bewegen. Vielmehr repräsentieren sie biologische Entwicklungen und Errungenschaften, die ihre Wirkkraft nur deshalb entfalten können, weil die Körper, in denen sie sich manifestieren, ihren spezifischen biologischen Komplexitätsgrad erreicht haben.

1.3.4 Warum Triebe nicht kausal denken?

»Wissenschaft geht davon aus, dass alles, was geschieht, seine Ursache hat und dass man diese Ursache finden kann. Für mich ist unverständlich, dass jemand, der empirische Wissenschaft betreibt, glauben kann, dass freies, also nicht determiniertes Handeln denkbar ist.« (Prinz 2004, S. 20).

Es ist das Wesen des Triebbegriffs der Biologie, dass er final also von seinem Ziel her gedacht wird. Der kosmische Trieb »will« das Leben. Der homöostatische Trieb »will« das Überleben. Der Sexualtrieb »will« die Fortpflanzung. Und der transzendente Trieb »will« das Überleben in einer die materielle Existenz überschreitenden (transzendierenden) Art und Weise.

Während einer der klarsten Denker der Philosophiegeschichte, Aristoteles, noch keine Probleme mit der Finalursache (causa finalis) als eines von vier Wirkprinzipien [causa materialis (Stoffursache), causa formalis (Formursache), causa efficiens (Wirkursache), causa finalis (Zweckursache)] hatte, zeigt das diesem Abschnitt vorangestellte Zitat, dass dies vielen modernen Denkern unvorstellbar erscheint. Der Begriff des Wollens mag noch als eine praktische Verkürzung der Alltagssprache für das fehlerhafte Selbsterleben von Menschen akzeptiert werden. Als wissenschaftlicher Erklärungsbegriff wird er dagegen grundsätzlich abgelehnt. Die weltanschauliche Grundeinstellung, die sich hinter dieser Grundüberzeugung verbirgt, kann verstanden werden, wenn man bedenkt, dass in voraufgeklärten Zeiten viele physikalisch schwer verständliche und komplexe Sachverhalte so erklärt wurden, dass sie Gottes Willen entsprächen. Die wissenschaftliche Positionierung, dass die Erde eine Scheibe zu sein habe, wurde durch eine zielgerichtete Argumentation begründet. Der Missbrauch der Zielursache in Form einer zielgerichteten Ausdeutung naturwissenschaftlicher Phänomene hat das Denkbild der causa finalis in der Folge derart diskreditiert, dass es von vielen als unvereinbar mit einem aufgeklärten wissenschaftlichen Denken erlebt wird.

Dass diese Sichtweise zwar emotional gut nachempfunden werden kann, einer nüchternen Prüfung aber nicht standhält, wurde bereits an anderer Stelle thematisiert (TvE 2015, Kap. 7.6), soll hier aber erneut kurz rekapituliert werden.

Welche Gründe sprechen für die Beibehaltung der aristotelischen Zielursache?

Zunächst einmal muss begriffen werden, für welchen Geltungsbereich Aristoteles die »causa finalis« überhaupt eingeführt hatte. Denn Aristoteles ging es bei der Begründung der causa finalis erkennbar nicht um physikalische Prozesse, sondern um die Erklärung des Verhaltens von Lebewesen.

»Warum rennt der Löwe der Antilope hinterher?« »Weil er sie fressen will!« »Warum läuft die Antilope weg?« »Weil sie überleben will!«

Die Ziel- oder Zweckursache wurde von ihm also nicht eingeführt zur Erklärung der Beobachtungen der unbelebten Natur.

»Warum kreist die Erde um die Sonne? Damit eine optimale Temperatur für die Entstehung des Lebens entsteht!«

Derartige Aussagen sind aus wissenschaftlicher Sicht selbstverständlich abzulehnen, weil unbelebten Objekten eine Intentionalität zugeschrieben wird, die de facto nur in der Welt des Lebens beobachtet werden kann. Aber natürlich würden Wissenschaftler, die die Aufrechterhaltung intentionaler Erklärungsprinzipien für sinnvoll halten, nicht dafür argumentieren, sie auf die unbelebte Natur anzuwenden.

Gleiches gilt z. B. für die mikrobiologische Forschung.

»Warum bindet der Neurotransmitter an seinem Rezeptor?« »Weil er in der Zielzelle ein Aktionspotential auslösen will?«

Derartige Aussagen verbieten sich aus wissenschaftlicher Sicht. Aber dabei darf nicht übersehen werden, dass bei einer derart strukturierten empirischen Neurowissenschaft der Körper der Lebewesen, die Zellen, die DNA, die Gewebeschnitte etc. auch wie unbelebte Natur betrachtet werden. Dies fällt umso leichter, je einfacher die Körper der untersuchten Lebewesen strukturiert sind und je partikulärer das biologische Phänomen ist, welches analysiert werden soll. Wird jedoch die Sphäre des Verhaltens höherer Lebewesen erreicht, kann de facto auf intentionale Erklärungsbegriffe nicht mehr verzichtet werden.

Etwa bei einer Alpenwanderung: »Warum greift die Kuh an?« »Weil sie ihr Kalb beschützen will!«

Oder bei einer Diskussion über die Willensfreiheit: »Warum verhält sich der Diskutant so aggressiv?« »Weil er seine Grundüberzeugungen verteidigen will!«

»Warum sind ihm seine Grundüberzeugungen so wichtig?« »Weil sie für ihn transzendente Bedeutung haben!«

Das Verhalten der Kuh kann dabei als klassisches triebhaftes Verhalten erkannt werden. Manche Theoretiker glauben nun, mit dem Triebbegriff das klassisch kausale Deutungsschema im Sinne einer Wirkursache gerettet zu haben. Dies ist aber nur bei oberflächlicher Betrachtung der Fall.

Denn auch in ihren einfachsten Varianten sind triebhafte Verhaltensweisen mehr als körperliche Reflexe. Es handelt sich regelhaft um präformierte Verhaltensmuster, die durch Schlüsselreize oder komplexere aber dennoch typische situative Reizkonstellationen vorbereitend aktiviert werden. Ob und wie genau dann das präformierte Verhaltensmuster in konkretes Verhalten umgesetzt wird, hängt fast immer von einer Vielzahl von weiteren Randvariablen ab, die den Entscheidungsprozess des handelnden Subjekts mitbeeinflussen.

Gängige Denkmuster zur Rettung physikalisch komplexer Kausalketten bei der Erklärung triebhafter Verhaltensweisen bestehen darin, dass die Evolutionstheorie als komplexe und getarnte Leerstelle eingesetzt wird, um intentionales Verhalten kausal auszudeuten.

Das Argument funktioniert folgendermaßen: Lebewesen, die in ihrer Evolution mehr oder weniger zufällig ihre Nachkommen verteidigt haben, hatten im Laufe der Jahrtausende einen Selektionsvorteil gegenüber denjenigen, die ihren Nachwuchs nicht verteidigten. Zielgerichtetes Verhalten ist demnach also gar nicht zielgerichtet, sondern wird von der Kuh nur als solches erlebt. In Wirklichkeit folgt sie einem biologisch determinierten Verhaltensprogramm, welches in der Evolution herausselektiert wurde. Dieser Selektionsprozess ist aber wieder kausal geschlossen nachvollziehbar.

Was ist zu diesem Argument zu sagen? Dass es mehr oder weniger präformierte, biologisch weitgehend determinierte Verhaltensprogramme gibt, insbesondere in den Bereichen klar triebhaften Verhaltens, dürfte offensichtlich sein. Auch die Annahme, dass sich solche Verhaltensprogramme im evolutionären Prozess bewähren müssen, ist schlüssig und plausibel. Die intentionale Zielgerichtetheit der konkreten Verhaltenssequenz jedoch auf diese Art und Weise wegzudeuten, kann nicht überzeugen. Sämtliche Details der situativen Bewegungsabfolgen erklären sich aus dem klaren Verhaltensziel der Mutterkuh, ihr Kalb zu verteidigen und den damit verbundenen Emotionen.

Erst wenn gezeigt werden könnte, dass so einfache Verhaltensweisen wie die hier diskutierten oder etwa das emotionale Sprechverhalten eines Diskussionsteilnehmers durch mechanistisch-kausale Deutungen annäherungsweise überzeugend erklärt werden können, müsste die hier vorgetragene Position ernsthaft revidiert werden. Bis dahin können Aussagen wie die oben zitierte von Prinz als das verstanden werden, was sie mit hoher Wahrscheinlichkeit sind: transzendent motivierte, weltanschauliche Grundüberzeugungen.

> Der Versuch, triebhafte Verhaltensweisen unter Abstraktion individueller Verhaltensziele kausal umzudeuten, gelingt nicht einmal bei vergleichsweise einfach strukturiertem Triebverhalten auf überzeugende Art und Weise.

1.3.5 Endogenität und Freiheit

Das Phänomen der Endogenität wurde bereits an anderer Stelle thematisiert (TvE 2003, Kap. 5.4; TvE 2015, Kap. 7.6). Dennoch soll das damit Gemeinte hier noch einmal kurz nachgezeichnet werden, weil die Begriffe »Endogenität« und »Freiheit« genau jene Grenzräume definieren, in denen sich der Gedankengang dieses Buches bewegt.

Der Begriff »endogen« stammt aus dem Griechischen und bedeutet so viel wie »im Inneren erzeugt« bzw. »aus dem Inneren von sich heraus entstehend«. In der Medizin wird der Terminus z. B. bei Begriffsschöpfungen wie den endogenen Depressionen oder endogenen Psychosen verwendet. Damit soll dann darauf hingewiesen werden, dass entsprechende Zustände nicht erlebnisreaktiv durch Stresserfahrungen oder aber durch andere organische Krankheiten verursacht werden. Vielmehr besteht die Vorstellung, der endogene Zustand müsse als mögliches Funktionsprinzip des individuellen Körpers, wie er nun einmal ist, verstanden werden.

Ganz ähnlich wird Endogenität in diesem Text verstanden. Der Begriff bezieht sich dabei zwar auf etwas schwer zu Fassendes, aber nicht auf etwas Theoretisches oder Abstraktes. Vielmehr ist die biologische Tatsache gemeint, dass biologische Lebewesen mit zunehmender Komplexität offensichtlich mehr und mehr dazu in der Lage sind, die Zeitgeschichte ihres Körpers intern abzubilden und zu repräsentieren. In der Alltagssprache wird dieser Teilaspekt der Endogenität auch mit dem Begriff der Biographie beschrieben. Natürlich haben Lebewesen wie Menschen mit ihren großen und leistungsfähigen Gehirnen eine viel differenziertere Möglichkeit, ihre eigene Lebensgeschichte abzubilden als etwa Regenwürmer oder Einzeller. Aber auch das einzellige Lebewesen kann und muss zwangsläufig die eigene Lebensgeschichte körperlich durch Modulation der eigenen DNA oder anderer zellulärer Strukturen abbilden. Der Grund dafür ist gerade die Tatsache, dass Lebewesen auch und ganz wesentlich körperliche Dinge sind, die eben lebendig sind. Die Fähigkeit, Leben körperlich abzubilden, muss dabei als eines der kritischen Kriterien des Lebendig-Seins an sich verstanden werden (TvE 2003).

Höhere Lebewesen können anders als einfache darüber hinaus ihre eigene biographische Entwicklung auch durch das Gedächtnis und die Erinnerung in abstrakter neuronaler Form repräsentieren. Dies ist die Voraussetzung dafür, dass eine Repräsentation der Zeit im Körper der Lebewesen entsteht. Zeit ist dabei durch unbewusste Phänomene wie erlernte Fähigkeiten und Fertigkeiten repräsentiert, die implizite, nicht-bewusste Lebensgeschichte, aber auch und vor allem durch die bewusste, erinnerte Vergangenheit (explizite Lebensgeschichte) sowie die vorgestellte, modellierte Zukunft (TvE 2015). Die Fähigkeit zu denken, Begriffe zu bilden und mit diesen abstrakten Repräsentationen zu operieren, ist keinem anderen Lebewesen so weitgehend gegeben wie dem Menschen. Auch diese Fähigkeit ist, obwohl sie dem einzelnen Menschen in Form kultureller Errungenschaften begegnet und von ihm gelernt werden muss, in konkreter realisierter Art und Weise immer zwingend eine individuelle, körperliche Leistung (TvE 2003).

Das so entstehende biologische Faktum einer komplexen, bedeutungsvollen (semantischen) Innenwelt, in der das Individuum mit seinen prozeduralen Kompetenzen (Ich-Funktionen) mit den verschiedenen semantischen Repräsentationen (Konzepten) operieren kann, wird durch den Begriff der Endogenität beschrieben. Der endogene Innenraum von Subjekten ist der Raum, in dem Freiheit stattfindet. Es ist kein abstraktes, sondern ein konkretes, biologisches Phänomen. Freiheit so verstanden ist nicht Teil einer Theorie und auch kein theoretisches Konstrukt, sondern die Beschreibung einer empirisch nachweisbaren Tatsache, nämlich der, dass Lebewesen wie die Menschen bewusst aus Gründen zwischen Verhaltensalternativen auswählen und danach handeln. Der Begriff Endogenität beschreibt den allgemeinbiologisch und neurobiologisch realisierten Raum, in dem Freiheit stattfindet.

Der endogene Raum ist aus prinzipiellen Gründen nicht vollständig und sicher extern determinierbar, was an anderer Stelle gezeigt wurde (TvE 2003, Kap. 2.4; TvE 2015, Kap. 7.2). Kurz zusammengefasst ist dies gerade in seiner körperlichen Verfasstheit begründet, die dazu führt, dass ein individueller Körper de facto und zwingend zu einem bestimmten Zeitpunkt nur an einem bestimmten Ort sein kann. Das bedeutet nicht, dass Analogieschlüsse auf das mentale Funktionieren von anderen Subjekten nicht möglich sind. Die notwendig nicht-gegebene, vollständige Determinierbarkeit der endogenen Welt von Lebewesen ist aber der Grund dafür, dass auch das kritische philosophische Freiheitskriterium der Erstauslösung von Entscheidungen und Handlungsketten positiv gegeben ist (TvE 2015, Kap. 7.2).

Der Begriff Endogenität beschreibt das empirische, biologische Phänomen, dass sich in Form der Körper der Lebewesen eine zunehmend komplexe, psychobiologische Innenwelt entwickelt hat, die in der biographischen Lebensgeschichte einen semantischen Raum entstehen lässt (Biographie, Emotionalität, Erfahrung, Wissen, Weltanschauung). Hieraus entwickelt sich gemeinsam mit der ebenfalls im Körper der Lebewesen verwirklichten prozeduralen Kompetenz (Ich-Funktionen: Zukunftsmodellierung, Entscheidungsfähigkeit) in einzelnen Lebenssituationen das dimensionale Phänomen Freiheit.

1.3.6 Bewusstsein und Freiheit als psychobiologische Errungenschaften

Über Freiheit zu reden macht wenig Sinn, wenn der Begriff nicht definiert und eingegrenzt wird. Ich beobachte es häufig, dass Diskussionen über den Freiheitsbegriff rasch zu Grundsatzdiskussionen über weltanschauliche Grundüberzeugungen mutieren. Wenn etwa der oben zitierte Autor Prinz betont, dass er aus wissenschaftlicher Perspektive die Annahme der Möglichkeit nicht-determinierten Handelns für widersinnig hält, so entspricht dies seiner Weltanschauung und seinen Grundaxiomen im Hinblick auf sein wissenschaftliches Denken, für die er sich entschieden hat. Das erkennbare Grundaxiom lautet: die Welt der Wissenschaft darf final strukturierte Wirkursachen nicht akzeptieren. Die wahrscheinliche, nachvollziehbare, aber unausgesprochene Sorge, die sich dahinter verbirgt, ist wohl die: »… sonst würden wir in ein animistisches Weltbild zurückfallen, in dem göttliche Willensakte als Erklärung physikalischer oder biologischer Phänomene akzeptiert werden.« Auf der Sachebene einer solchen Diskussion geht es dann aber eben nicht darum, ob es Freiheit gibt, sondern darum, wie sie definiert werden soll.

Für mein Denken definiere ich Freiheit in Anlehnung an volutionspsychologische Konzepte als Willensfreiheit so, dass sie gegeben ist, wenn ein Subjekt eine bewusste Entscheidung aus benennbaren Gründen für eine Handlungsalternative fällt und das Verhalten umsetzt (TvE 2015, Kap. 7). An diesem Punkt stellt sich dann natürlich auch die ähnlich schwierige Frage nach der Definition des Begriffs »Bewusstsein«.

Auch hier kann auf Vorarbeiten an anderer Stelle verwiesen werden (ebd., Kap. 8.2). Bewusstsein kann demnach so operationalisiert werden, dass Informationsverarbeitungsprozesse dann bewusst sind, wenn i. die Aufmerksamkeit eines Subjekts sich auf den Gegenstand der Prozesse richtet (es müssen nicht Dinge oder Prozesse außerhalb des Körpers sein, sondern können auch endogene Vorgänge wie Emotionen oder Kognitionen sein), ii. der mentale Vorgang damit in das Nacheinander der biographischen Zeit eintaucht (bewusste Prozesse finden zu einem bestimmten Zeitpunkt im Leben der Subjekte statt, auch wenn der genaue Zeitpunkt schnell vergessen wird) und iii. die bewussten mentalen Prozesse zumindest zeitweise gedächtnisrelevant gespeichert werden und damit abrufbar sind.

Neben der bewussten Informationsverarbeitung gibt es im Leben von Lebewesen einen überwiegenden Anteil an zentralnervösen Informationsverarbeitungsprozessen, die die Ebene des Bewusstseins nie erreichen. Diese können als vorbewusste Informationsverarbeitung verstanden werden. Es ist davon auszugehen, dass die meisten zentralnervösen Informationsverarbeitungsprozesse bei sehr einfachen Tieren wie z. B. Regenwürmern oder Schnecken vollständig vorbewusst ablaufen. Aber auch bei höheren Säugetieren wie dem Menschen, bei dem bewusste Informationsverarbeitungsprozesse prinzipiell möglich sind, ist der Großteil der zentralnervösen Informationsverarbeitung als vorbewusst einzustufen. Z. B. die vegetative Steuerung von Darmfunktionen oder der Körpertemperatur erreichen nie die Bewusstseinsebene. Auch eine Vielzahl motorischer Verhaltensweisen, vor allem im Bereich des automatisierten Verhaltens, wird vorbewusst organisiert.

Darüber hinaus gibt es unterbewusste Informationsverarbeitungsprozesse, auf die Freud hinwies, wenn bestimmte Denkinhalte einmal Bewusstseinsniveau erreicht haben, aber verdrängt werden, weil unlösbare und für das Individuum zu unangenehme Konflikte damit verknüpft sind.

Da Freiheit hier so definiert wurde, dass die damit verbundenen Entscheidungsprozesse bewusst sein müssen, ist Bewusstsein und die Befähigung, ein Bewusstsein zu entwickeln, per definitionem Voraussetzung für die Möglichkeit freier Entscheidungen.

Freiheit im hier verstandenen Sinne ist also nur möglich bei Lebewesen, die Bewusstsein haben. Ob und inwieweit dies für die verschiedenen Tierarten zutrifft, kann aus empirischer Perspektive natürlich nur schwer beurteilt werden, da eine differenzierte Kommunikation mit Tieren leider kaum möglich ist. Eine Reihe von Verhaltensbeobachtungen sprechen dafür, dass zumindest höhere Säugetiere die Befähigung zu einer bewussten Informationsverarbeitung haben. Hier soll es wiederum nicht um eine Abgrenzung menschlicher und tierischer Leistungsfähigkeiten gehen, sondern darum zu verstehen, wie menschliche Verhaltensweisen und -muster im Grenzland der Freiheit gesteuert und beeinflusst werden und wie sie verstanden werden können.

Bewusstsein ist psychobiologische Voraussetzung für Willensfreiheit im strengen Sinne der Definition. Bewusste geistige Prozesse stehen im Fokus der Aufmerksamkeit, sie finden im Nacheinander der biografischen Zeit statt und werden gedächtnisrelevant gespeichert.

---

2 Diesseits der Grenze – die Psychobiologie der Freiheit

Die Triebkräfte des Lebens bilden das Fundament, den Boden des Raums der Freiheit.

Freiheit ist ein Phänomen der Grenze. Es gibt keine Freiheit im leblosen Raum, sondern nur an den äußersten Rändern der psychobiologisch erschlossenen Welt.

Gemäß dem hier entwickelten Verständnis von Freiheit ist sie kein rein kategoriales Phänomen. Vielmehr können unterschiedliche Verhaltensweisen gemäß der hier und an anderer Stelle entwickelten Vorstellungen mehr oder weniger frei sein (TvE 2015, Kap. 8.1). So ist die Entscheidung, ein politisches Attentat zu planen und durchzuführen, sicher freier im Sinne der Definitionskriterien als die Entscheidung für Kaffee, Tee oder Bier bei einer Party, da sie intensiver erwogen und prozessiert wurde. Dennoch können auch Selbstmordattentate Ergebnis einer die individuelle Freiheit einengenden Gehirnwäsche oder im Kern Folge eines paranoid-halluzinatorischen Zustands sein. Und schließlich kann der soziale Druck einer sozialen Gruppe derart groß sein, dass die Entscheidung, sich mit einem Flugzeug als Kamikaze-Pilot auf ein Schiff zu stürzen, von den meisten Menschen nur bedingt als frei charakterisiert werden würde. Die Beispiele zeigen, dass das Phänomen der Freiheit diesseits der Grenze, im endogenen Raum des eigenen Körpers, und jenseits der Grenze im sozialen Raum der kulturellen Umwelt durch viele verschiedene Faktoren bedingt ist.

Die Psychiatrie ist eine klinische Wissenschaft, die sich alltäglich in diesem Grenzraum der Freiheit bewegt. Dabei agiert sie wie keine andere Disziplin nicht nur alltagspraktisch im Niemandsland zwischen klar erkennbaren, freien Verhaltensweisen und wahngetriebenen oder völlig desorganisierten Handlungen, sondern sie bewegt sich auch methodisch und konzeptionell an der Grenze zwischen Natur- und Geisteswissenschaft, zwischen strenger empirischer Forschung und populärwissenschaftlicher Deutung, zwischen den kausalen Gesetzmäßigkeiten der partikulären neurobiologischen Forschung und einer Hermeneutik, die sich ganz wesentlich auf die finale Verursachung von Erleben und Verhalten bezieht, und die als wesentliches Kennzeichen des subjektiv erlebten Lebens verstanden werden kann.

In diesem Kapitel soll der Grenzraum diesseits der Grenze in den Blick genommen und kartiert werden. Dabei wurden die Charakteristika freier Willenshandlungen bereits an früherer Stelle herausgearbeitet (TvE 2015). Eigentlich freie Willenshandlungen stellen jedoch nur einen kleinen Ausschnitt im alltäglichen Verhalten auch von gesunden, nicht wahnhaft denkenden Menschen dar. Und sie sind bedingt durch eine Reihe erkennbarer organisatorischer Strukturen der eigenen Körperlichkeit, die diesen Binnenraum diesseits der Grenze gestalten.

Dazu sei kurz eine alltägliche Situation im Leben eines jungen Mannes betrachtet.

> Ein junger Mann trifft in der Straßenbahn auf eine attraktive junge Frau. Soll er sie ansprechen? Er traut sich nicht und macht sich Vorwürfe wegen seiner Schüchternheit.

Eine Vielzahl von Beweggründen wirkt auf den Entscheidungsprozess einer so alltäglichen Willenshandlung ein. So können triebhafte Verhaltensimpulse (sexuelle Attraktivität der Frau) ebenso erkannt werden wie Emotionen als frühe, präanalytische Formen der situativen Erkenntnisbildung (Liebe und Angst), persönlichkeitsnahe Präferenzen (Schüchternheit), gesellschaftliche Normen (Man belästigt keine Frauen in der Straßenbahn!), situative Zustände (der Kater nach der Party vom Vorabend) oder spezifische individuelle Ziele (der Wunsch nach einer Freundin).

Im Folgenden sollen die Strukturen und Bedingungen in diesem Grenzbereich individueller Freiheit analysiert werden. Es geht also nicht um die Frage, ob es Freiheit gibt, sondern darum, wie diese funktioniert und welche individuellen psychobiologischen Faktoren sie bedingen: das Diesseits im Grenzraum der Freiheit, die individuelle Körperlichkeit.

2.1 Handlungsfreiheit zwischen Struktur, Problem und Zustand

Die psychiatrische und psychotherapeutische Praxis ist geprägt von der Notwendigkeit, alltägliche Verhaltensmuster dahingehend zu analysieren, welche Bewegkräfte und Wirkfaktoren ganz konkrete Erlebens-, Denk- und Verhaltensweisen beeinflusst haben könnten, wie solche Verhaltensmuster bedingt sind, verstanden werden und wie sie gegebenenfalls auch verändert werden könnten. Die Analyse alltäglicher kognitiver, emotionaler und motivationaler Muster sowie Verhaltensanalysen der Dynamik von Verhaltensmustern stellen gewissermaßen das alltägliche Geschäft von Psychotherapeuten und Psychiatern dar. Um das komplexe Bedingungsgefüge von persönlichkeitsstrukturellen Gegebenheiten, problematischen Verhaltensmustern und medizinischen Zuständen mit Krankheitswert zu erkennen und zu erhellen, hat sich dabei das SPZ-Schema bewährt, welches im Folgenden auch im Hinblick auf die Analyse potentiell freier Verhaltensweisen angewandt werden soll (TvE 2019) (▶ Abb. 2.1).

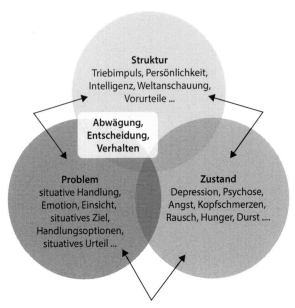

Abb. 2.1: Schema zur Analyse des Bedingungsgefüges potentiell freier Handlungen (SPZ-Modell). Das entscheidende Subjekt ist seinen persönlichkeitsstrukturellen und anderen körperlichen und triebhaften Impulsen und Merkmalen gegenüber weitgehend unfrei. Gleiches gilt für krankhafte oder krankheitswertige körperliche Zustände. Freiheit existiert potentiell im situativ zu lösenden Problem in Form der Handlungsalternative. Alle drei Pole dieses heuristischen Schemas werden durch körperliche, überwiegend neurobiologisch organisierte Leistungen und Gegebenheiten repräsentiert.

2.1.1 Persönlichkeit: Strukturelle Besonderheiten handelnder Subjekte

Die in Kapitel 1 diskutierten triebhaften Verhaltensimpulse (▶ Kap. 1), seien sie nun vegetativer, animalischer oder transzendenter Natur, stehen dem individuellen Lebewesen nicht willentlich zur Verfügung. Sexuelle Triebenergie, so wie Freud sie verstand, kann nicht einfach absichtlich abgestellt werden. Und genau auf die Wirkmacht solcher triebhafter Bewegkräfte wollte er hinweisen, wenn er postulierte, dass der Verstand nicht alleiniger Herr im Hause der Kognition sei. Diese Aussage und Deutung von der Verursachung menschlichen und tierischen Verhaltens ist soweit erkennbar weitgehend unproblematisch und wird sicher von den meisten Menschen geteilt. Sicher aber spielt der analytische Verstand auch eine zentrale Rolle bei den meisten bewussten Handlungsentscheidungen. Es gilt also die Struktur des endogenen Binnenraums im Hinblick auf erkennbare Muster zu erforschen, um die Dynamik freier Verhaltensweisen besser zu verstehen.

Zum Strukturbegriff im Bereich des Mentalen

Der Begriff Struktur stammt von dem lateinischen Wort »structura« und meint so viel wie Bauart oder Beschaffenheit eines Stoffes. In der Psychologie taucht er im Zusammenhang mit Freuds Strukturmodell der Psyche auf, wo die Instanzen Ich (Realitätsprinzip), Es (Triebe) und Über-Ich (moralische Instanz) unterschieden werden. In der Systemtheorie beschreibt der Strukturbegriff die Gesamtheit der Elemente und der Wechselwirkungen eines Systems. In allen Bedeutungsvarianten meint der Strukturbegriff etwas Träges und schwer zu Änderndes. Strukturelle Eigenschaften eines Systems können gar nicht oder nur sehr schwer und langsam verändert werden. Gleichzeit legen strukturelle Besonderheiten eines Systems dessen Funktionen weitreichend fest.

Genau so soll hier der Strukturbegriff verwendet werden nämlich als Beschreibung der Gesamtheit und Wechselwirkungen erkennbarer Elemente und Muster des psychobiologischen Apparates, der mit Entscheidungsfindung und Handlungskontrolle bei Menschen – durchaus auch in weitgehender Analogie bei Tieren – gegeben ist.

Dabei können die in Kapitel 1 analysierten triebhaft bedingten Verhaltensimpulse als Beispiele solcher struktureller Besonderheiten von Lebewesen begriffen werden. Sie sind vergleichsweise einheitlich gegeben über die Grenzen der Individuen einer Art hinweg und sogar in weiten Bereichen – insbesondere, was die vegetativen und animalischen Triebe anbelangt – auch über die Artgrenzen hinweg. Sie sind vergleichsweise starr und stereotyp, in ihrer Wirksamkeit kaum oder gar nicht zu modulieren und wirken in rigider Form auf das Erleben und Verhalten von Lebewesen ein.

Als Beispiel sei das Phänomen Hunger betrachtet. Wenn ich beim Schreiben dieses Textes längere Zeit nichts esse, entwickeln sich typische körperliche Veränderungen bei mir. Mein Magen beginnt zu knurren, ich empfinde ein schwer zu definierendes, in der Tendenz eher unangenehmes Gefühl in der Magengegend und meine Gedanken schweifen immer öfter zur nächsten Mahlzeit ab. Die Konzentration auf den Text fällt zunehmend schwerer und der Blick schweift fast automatisch immer öfter auf die Uhr ab, um festzustellen, wann endlich Essenszeit ist. Ähnliche Erlebnisse werden die meisten Menschen sicher nachvollziehen können.

Die beschriebenen Erlebens- und Verhaltensweisen sind unschwer als typisches, triebhaft reguliertes Verhalten zu erkennen. Dabei erlebe ich mich gegenüber den Hungergefühlen und Verhaltensimpulsen als passiv und nicht handlungskompetent. Willentlich kann das Hungerempfinden ebenso wenig abgestellt werden wie das Knurren des Magens.

Die Dynamik des Hungers mit seinen typischen Verhaltens- und Erlebensmodifikationen stellt damit ein klassisches Beispiel für einen triebhaften Verhaltensimpuls dar. Auch führen entsprechende triebhafte Verhaltensimpulse mit hoher Wahrscheinlichkeit zu präformierten Verhaltensmustern, nämlich Nahrungssuche und Essen, zumindest wenn die Verhaltensbeobachtungen über größere Gruppen von Individuen gemittelt werden. Das Muster aus Schlüsselreiz, Verhaltensimpuls und typischer Verhaltensmodifikation ist auch hochgradig stereotyp und ähnlich über die verschiedensten Individuen einer Art und sogar über die Artgrenzen hinweg gut erkennbar. Insofern kann es als strukturelle Besonderheit des Körpers der Lebewesen begriffen werden, gegenüber der das einzelne Lebewesen auf der Erlebensseite kaum bis gar keinen Einfluss hat. Gleiches gilt für andere triebhaft modulierte Verhaltensweisen von den vegetativen (Stoffwechsel, Homöostase), animalischen (Revierverhalten, Sexualverhalten, Sicherheitsverhalten, Sozialverhalten) bis hin zu den transzendenten Trieben (Ästhetik, Kreativität, Macht, Religiosität).

Klar ist, dass der entsprechende Verhaltensimpuls nicht automatisch zu einem Essverhalten führt. Dies ist allenfalls dann der Fall, wenn Menschen an Hirnerkrankungen wie einer frontalen Demenz leiden. In solchen Konstellationen kann es dazu kommen, dass entsprechende, stark triebhaft organisierte Verhaltensmuster unmittelbar durch einen Schlüsselreiz in konkretes Verhalten umgesetzt werden. Bei gesunden, erwachsenen Menschen wird dagegen eine Reihe von weiteren mentalen Operationen zwischengeschaltet. Je nachdem, ob die betreffende Person mit anderen zum Essen verabredet ist, abnehmen oder zunehmen will oder andere Tätigkeiten erst beenden will, können die tatsächlich resultierenden Verhaltensweisen vollkommen unterschiedlich aussehen. Gerade in solchen alltäglichen Situationen wird Freiheit als fast schon banales Phänomen offenbar.

Die Analyse zeigt also, dass strukturelle Gegebenheiten, wie sie in Form der Verhaltenstriebe bestehen, regelhaft und auf stereotype Art und Weise auf das Verhalten einwirken, ohne dieses aber in jedem Einzelfall zwingend und notwendig monokausal zu verursachen.

> Mentale Strukturen sind psychobiologisch organisierte Funktionsmuster, die in starrer und stereotyper Art und Weise in definierten Verhaltenskontexten präformierte Verhaltensmuster hervorrufen können oder wahrscheinlicher machen.

Was ist Persönlichkeit?

Unter Persönlichkeit versteht man in der Medizin die Gesamtheit der zeitstabilen Muster im Wahrnehmen, Erleben, der emotionalen Verarbeitung, im Denken und Deuten sowie der Kommunikation des Verhaltens von Individuen (TvE 2007). In Tabelle 2.1 sind die wichtigsten Persönlichkeitsmuster und -typen zusammengefasst (▶ Tab. 2.1).

Neben den klassischen Persönlichkeitstypen gibt es auch noch klinisch gut erkennbare Persönlichkeitsstrukturen, die in dieser Systematik nicht vorkommen. So können autistische Persönlichkeitsstrukturen bei vielen Menschen identifiziert werden, bei denen sich Überschneidungen mit Eigenschaftsmustern aus den Clustern A und C zeigen. Auch weisen viele Menschen Muster von Persönlichkeitseigenschaften auf, die unterschwelligen Varianten eines Aufmerksamkeitsdefizit-Hyperaktivitätssyndroms (ADHS) entsprechen (TvE 2018).

Tab. 2.1: Typologie der Persönlichkeitseigenschaften (modifiziert nach TvE 2007, 2018)

Persönlichkeits-muster	Persönlichkeitstyp	Typische Wahrnehmung, Emotionalität, Kommunikation, Denk- und Verhaltens-weise
Cluster A	Paranoider Typus Schizoider Typus	Sensibel, feinsinnig und reizoffen in der Wahrnehmung. Misstrauisch, kritisch. Gefühl des Bedroht- und Verfolgtseins. Immer auf einen Hinterhalt gefasst. In der Kommunikation kompliziert, eigenweltlich. Viele Missverständnisse. Im Denken vorsichtig, absichernd, autonom, eigenweltlich und originell. Im Verhalten eher sozial zurückgezogen.
Cluster B	Histrionischer Typus Narzistischer Typus Emotional-instabiler Typus Antisozialer Typus	Robust in der Wahrnehmung. Überschwängliche, gewinnende oder auch übertriebene Emotionalität. Euphorisch und reizbar in raschem Wechsel. Labiles Selbstwertgefühl. Kommunikativ und gesellig. Bedürftig nach Aufmerksamkeit, Lob und Gesehenwerden. Empfindlich und impulsiv. Wenig skrupulös und regelorientiert im Verhalten. Impulsiv wütendes Verhalten bei Frustration und Einsamkeit. Auf Gruppen angewiesen.
Cluster C	Zwanghafter Typus Ängstlich-vermeidender Typus	Durchschnittlich in der Wahrnehmung. Ängstlich und furchtsam in der Emotionalität. Gefühl des Abhängig- und Hilflosseins. Leicht verletzbar und sensitiv. In der Kommunikation unsicher, zurückhaltend, teilweise mit Vorwürfen agierend. Gewissenhaft im Verhalten, wenig flexibel und rigide.

Persönlichkeiten können also als strukturelle Muster im Wahrnehmen der Außenwelt, der emotionalen Reaktion auf Außenreize, der kognitiven Verarbeitung solcher Reize sowie kommunikativer und behavioraler Verhaltensdispositionen verstanden werden. Persönlichkeiten sind vergleichsweise starr und rigide. Persönlichkeitsstörungen sind in der Psychiatrie gerade so definiert, dass sich erkennbare Persönlichkeitsmuster spätestens in der zweiten Lebensdekade etabliert haben, dass sich solche Muster stabil über verschiedene Situationen und kommunikative Konstellationen hinweg zeigen (Beruf, Familie, Freizeit) und sich aus den Mustern ein Leidensdruck bei den Betroffenen oder der Umwelt ergibt. Die Forschung hat gezeigt, dass viele dieser Persönlichkeitsmuster eine hohe Erblichkeit aufweisen. Daraus kann geschlossen werden, dass die Persönlichkeitsstruktur eines Menschen mit hoher Wahrscheinlichkeit zumindest teilweise genetisch angelegt und neurobiologisch geprägt wird. Das bedeutet aber sicher nicht, dass die Erfahrungen in der Biografie von Lebewesen nicht ebenso wichtig bei der Entstehung der erkennbaren Muster sind. Für die Diskussion an dieser Stelle ist es im Übrigen ganz unerheblich, ob die erkennbaren Muster genetisch oder durch Lernerfahrungen entstanden sind. Es verhält sich ähnlich wie bei der Eigenschaft Körpergröße, die auch ganz wesentlich durch genetische Effekte im Sinne einer Veranlagung von den Eltern an ihre Kinder weitergegeben wird, dennoch aber über Umweltfaktoren wie die Ernährung oder hormonelle Besonderheiten in der Pubertät ebenfalls kritisch beeinflusst wird. Der hier entscheidende Punkt ist der, dass die einmal etablierte Eigenschaft als strukturelle Besonderheit sodann eine Konstante für das weitere Leben dargestellt. Wieso auch immer sie so geworden ist, die Körpergröße kann im Erwachsenenalter nicht mehr entscheidend verändert werden. Ganz ähnlich verhält es sich mit der Persönlichkeitsstruktur.

Die in Tabelle 2.1 beschriebenen Persönlichkeitsmuster wurden vor allem seitens der klinischen Psychiatrie auf der Grundlage auffälliger Persönlichkeitsmerkmale von Patienten entwickelt (▶ Tab. 2.1). Sie wurden also gewissermaßen von den Extremen persönlichkeitsstruktureller Besonderheit her erkannt. Dies ist vergleichbar mit einer Konstellation, in der sich ein Mensch der körperlichen Eigenschaft Körpergröße dadurch bewusst wird, dass er sich extrem viel mit Riesen und Zwergen beschäftigt. Anfangs wird er denken, diese Eigenschaft sei in der Natur kategorial gegeben. Erst mit der Zeit entdeckt er, dass sich alle Menschen in ihrer körperlichen Verfasstheit irgendwo auf der dimensionalen Strecke zwischen extrem-groß und extrem-klein bewegen. Die meisten Menschen zeigen aber in dieser Eigenschaft eher durchschnittliche Ausprägungen.

In der psychologischen Persönlichkeitsforschung, die sich weniger auf das Pathologische konzentriert hat, können darüber hinaus recht stabil fünf Eigenschaftsdimensionen erkannt werden, die voneinander unabhängig sind und kulturunabhängig bei den Menschen verschiedenster Herkunft und Bildung festgestellt werden können. Dabei handelt es sich um die Eigenschaften Offenheit für Erfahrungen (Aufgeschlossenheit), Gewissenhaftigkeit (Perfektionismus), Extroversion (Geselligkeit), Verträglichkeit (Rücksichtnahme, Kooperationsbereitschaft, Empathie) und Neurotizismus (emotionale Labilität und Verletzlichkeit). In der ursprünglichen englischen Diktion spricht man auch vom sog. OCEAN-Modell der Persönlichkeit nach den ersten Buchstaben der relevanten Eigenschaften (*Openness, Conscientiousness, Extraversion, Agreeableness, Neuroticism*). Tabelle 2.2 veranschaulicht diese Eigenschaften und ihre Ausprägungsvarianten (▶ Tab. 2.2).

Auch diese Persönlichkeitseigenschaften sind im Sinne einer strukturellen Besonderheit der Menschen zu begreifen, die sie aufweisen. Sie können nicht ohne weiteres willentlich kontrolliert oder geändert werden, sind zeitstabil und situationsunabhängig vorhanden und bilden damit eine strukturelle Konstante für das Leben Betroffener, in die sich alles Wahrnehmen, Fühlen, Denken und Entscheiden in den verschiedenen Situationen des Lebens zwangsläufig einbetten muss.

> Die Persönlichkeit eines Menschen bildet eine zeit- und situationsstabile Struktur, die nicht willentlich geändert werden kann und die damit zwingend psychobiologischer Hintergrund allen situativen Abwägens, Entscheidens und Handeln ist.

Tab. 2.2: Die fünf Persönlichkeitseigenschaften (»the big five«)

Eigenschaft	Schwach ausgeprägt	Stark ausgeprägt
Offenheit	vorsichtig, konservativ	neugierig, experimentierfreudig
Gewissenhaftigkeit	leichtfertig, nachlässig	sorgfältig, pedantisch organisiert, genau
Extro-(Intro)version	ruhig, schweigsam, zurückhaltend	unterhaltsam, gesellig, sprechfreudig
Verträglichkeit	konkurrenzbetont, antagonistisch, empathiearm	kooperativ, freundlich, mitfühlend
Neurotizismus	gelassen, selbstsicher, ruhig	instabil, aufgeregt emotional, verletzlich

2.1.2 Intelligenz als körperliche Struktur

Neben den Persönlichkeitseigenschaften gibt es weitere strukturelle Besonderheiten, die das mentale Funktionieren und damit Phänomene wie Verhaltenssteuerung und Freiheit kritisch beeinflussen. Auch wenn hier sicher nicht alle relevanten mentalen Strukturen identifiziert werden können, sollen doch einige erwähnt werden, da sie zumindest auf den zweiten Blick klar in die Kategorie mentaler Struktureigenschaften gehören.

An erster Stelle sei hier auf die allgemeine Intelligenz hingewiesen. Intelligenz muss als strukturelle Eigenschaft eines individuellen Körpers im oben definierten Sinne begriffen werden. Zwar wird der Begriff der allgemeinen Intelligenz über die Leistungen in den allgemein anerkannten Intelligenztests definiert und operationalisiert und ist insofern problematisch. Dennoch muss anerkannt werden, dass mit dem Intelligenzkonstrukt ein Befähigungsmuster von Menschen (und Tieren) erfasst wird, welches auch unabhängig von entsprechenden Testleistungen besteht. Eigenschaften wie die Leichtigkeit, mit der einem Individuum mathematische Berechnungen möglich sind, wie gut es sich räumlich orientieren kann, wie gut logische Reihenfolgen erkannt werden oder das Gedächtnis für Begriffe oder Formen, sind schon früh in der Entwicklung von Kindern und Jugendlichen erkennbar und bleiben unabhängig von Trainingseffekten im weiteren Leben regelhaft als Begabung oder Schwäche weitgehend konstant. Natürlich spielen solche Teilleistungsschwächen oder -stärken auch beim Prozessieren von Entscheidungssituationen eine wichtige Rolle im Sinne einer starren, strukturellen Gegebenheit. Wenn etwa das Erinnerungsvermögen über- oder unterdurchschnittlich ausgeprägt ist, spielt dies in Entscheidungssituationen insofern eine zentrale Rolle, als das frühere Erfahrungen mit ähnlichen Entscheidungssituationen sehr oder gar nicht präsent sind. Ebenso spielen Fähigkeiten der sozialen Kognition, ob also z. B. der emotionale Gehalt von Gesichtern oder Stimmmelodien anderer Menschen besonders gut erkannt werden können oder kaum, insbesondere in sozialen Entscheidungssituationen eine herausragende Rolle. Auch andere körperliche Strukturen etwa in Form von Behinderungen wie Taubheit, Blindheit, ein besonders gutes oder fehlendes Geruchsvermögen, der eigene Körperbau, spezifische Geschicklichkeiten oder Schwächen spielen alle im Sinne einer strukturellen Konstante eine mehr oder weniger wichtige Rolle bei der konkreten behavioralen Entscheidungsfindung und Handlungssteuerung im Alltag.

Die Analyse zeigt, dass es sich bei den psychobiologischen Prozessen im Zusammenhang mit der Auswahl konkurrierender Verhaltensoptionen nicht um neurobiologische Teilleistungen, sondern um Bewusstseins-abhängige Komplexleistungen handelt, die fast den kompletten mentalen und körperlichen Apparat des Lebewesens mit einbeziehen.

Neben dem Persönlichkeitsmuster können auch die allgemeine Intelligenz und andere körperliche und psychische Fähigkeiten wie die soziale Intelligenz, die Wahrnehmungsleistungen, die allgemeine körperliche Fitness und spezifische körperliche Stärken und Schwächen als strukturelle Besonderheiten begriffen werden, die den Prozess der Entscheidungsfindung und Handlungskontrolle relevant mitbeeinflussen.

2.1.3 Weltanschauungen als erworbene Strukturen

Bislang standen vor allem wesentlich als körperliche oder psychobiologisch gedachte Strukturen im Zentrum der Betrachtung. Phänomene wie Persönlichkeit, Intelligenz, Denkgeschwindigkeit, Änderungsbereitschaft, Rigidität etc. werden zwar von vielen Menschen als nicht-körperliche, primär psychische Phänomene begriffen. Aber unabhängig davon, ob man dieser Sichtweise folgt oder sie – wie hier vertreten – als wesentlich psychobiologische und damit körperliche Phänomene betrachtet, in beiden Fällen muss aus empirisch-wissenschaftlicher Perspektive festgehalten werden, dass solche Phänomene rigide, starr, musterhaft etc. sind und damit als Strukturen begriffen werden müssen. Hier werden sie als wesentlich körperlich bedingt und damit als psychobiologische Gegebenheiten verstanden. Ich spreche in solchen Konstellationen deshalb gerne von psychobiologischen Eigenschaften oder Teilleistungen, weil diese Begrifflichkeit die wesentlich identitäre Beziehung zwischen den beiden Beschreibungsaspekten (psychisch, biologisch) eines ontologisch einheitlichen Phänomens betonen soll.

Nun gibt es in Abgrenzung davon auch rein semantisch zu verstehende Phänomene. Die Erinnerung an den Weihnachtsmarkt in Straßburg letzte Woche, die Erfahrungen im Kindergarten, die Erlebnisse im Zivildienst: all dies sind Phänomene, die als Gedächtnisphänomene auch einen körperlichen Aspekt beinhalten. Primär müssen sie dennoch als Bedeutung, als Semantik und nicht als neurobiologisch verfasste Phänomene verstanden werden. Das bedeutet, dass sich die funktionelle Relevanz solcher semantischer Phänomene für die Verhaltenssteuerung von Menschen aus theoretischen Gründen nicht aus der biologischen

Art und Weise ergibt, wie sie organisiert sind, sondern aus der inhaltlichen Bedeutung – also etwa dem, was auf dem Weihnachtsmarkt in Straßburg konkret passiert ist.

Dies sei an einem weiteren Verhaltensbeispiel illustriert: bei einem Vergeltungsmord aus Rache ist es nicht die Art und Weise, wie die Erinnerung neurobiologisch im Gehirn gespeichert wird, die entscheidend für die Verhaltensmotivation ist, sondern der Inhalt der Erinnerung an den Mord. Damit ist ein Bedeutungsphänomen, ein semantisches Phänomen, in diesem Beispiel ausschlaggebend für die Motivation des entsprechenden Verhaltens.

Auch wenn die Organisation z. B. des Gedächtnisses bei autistischen Menschen (detailorientierte, fotografische Erinnerungsstruktur: sehr exakte, überkonkrete Erinnerungen; wort-wörtliche Erinnerung von Dialogen; detaillierte, filmische Erinnerung von Szenen) auf der einen und holistischen, durchschnittlichen Menschen auf der andere Seite (approximative holistische Erinnerungsstruktur: Erinnerung des Großen und Ganzen; Fehlen von Erinnerungsdetails; Glätten der Erinnerungslücken) erkennbar unterschiedliche strukturelle Besonderheiten aufweisen, wird dennoch im Allgemeinen nicht davon ausgegangen, dass die inhaltlichen, bedeutungsvollen, semantischen Aspekte der Erinnerung des Geschehens dadurch fundamental verändert werden.

Ähnlich verhält es sich mit Weltanschauungen, religiösen Grundüberzeugungen, Werten, Vorurteilen und ähnlichen Phänomenen. Diese werden in der Wissenschaft zumindest aktuell noch weitgehend als primär semantische, bedeutungsvolle Phänomene gesehen, für deren Natur und Funktionalität die »psychobiologische Hardware« (Körper, Persönlichkeit etc.) keine wesentliche Rolle spielt. Dabei wird implizit meist die Verknüpfung gemacht, dass Weltanschauungen, Grundüberzeugungen, Werte oder Vorurteile dem vergleichsweise freien Pol des situativen Entscheidens und Handelns zuzuordnen sind.

Dies trifft nach meiner Analyse aber bei genauer Betrachtung nicht zu. Dazu sei ein fast schon triviales Beispiel betrachtet:

> Einem dogmatischen Antialkoholiker wird auf einer Party Kaffee, Bier oder Wein angeboten. Obwohl er Kaffee nicht gut verträgt und deshalb meist Schlafprobleme bekommt, entscheidet er sich für diese Option.

Die Szene stellt eine klassische Entscheidungssituation im Zusammenhang mit einer freien Willenshandlung dar. Es bestanden alternative Handlungsoptionen, die Entscheidung war bewusst, sie wurde aus benennbaren Gründen getroffen und die Handlung umgesetzt. Der arme Partygast nahm sogar bewusst Schlafstörungen in Kauf und handelte somit gegen einen Widerstand, was das Faktum der Willensfreiheit weiter unterstreicht.

Wie aber ist in diesem Zusammenhang das Faktum zu bewerten, dass unser Partygast Antialkoholiker ist. Zu irgendeinem Zeitpunkt seines Lebens wird es mit Wahrscheinlichkeit auch eine freie Willenshandlung gewesen sein, dass er sich entschied, diese weltanschauliche Grundüberzeugung zu übernehmen. Vielleicht hat er als Kind unter seinem alkoholkranken Vater gelitten, vielleicht war er selber einmal alkoholkrank und konnte nur mit Mühen Abstinenz erreichen.

Vielleicht ist es Teil seiner religiösen Überzeugungen, keinen Alkohol zu sich zu nehmen. Unabhängig davon, wieso unser Protagonist seine Grundüberzeugung eingenommen hat und ob die Entscheidung Ausdruck einer von sozialen Zwängen unabhängigen autonomen Entscheidung war oder eher durch emotionale Abhängigkeit zustande kam, muss für die konkrete Situation festgestellt werden, dass diese Grundüberzeugung als psychische Struktur fungiert. Sie ist rigide, starr und nicht einfach in einer Situation kurzfristig zu ändern. Könnte er sie einfach über Bord werfen, um sich die zu erwartende Schlafstörung zu ersparen, so wäre es keine Grundüberzeugung, sondern nur ein Lippenbekenntnis. Die Alltagssprache hat Erfahrungsbegriffe für alle Nuancen in diesem Bereich. Als Grundüberzeugung wird aber sein Antialkoholismus zur rigiden Struktur, die in dieser Situation handlungsleitend wird.

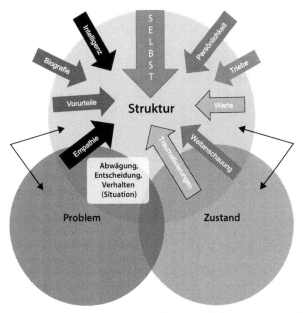

Abb. 2.2: Verschiedene psychobiologische sowie semantische Faktoren definieren die individuelle Struktur, die den behavioralen Rahmen für Entscheidungsfreiheit bildet.

Ist die Handlung deshalb unfrei? Natürlich nicht. Gerade dieses Beispiel zeigt schön, wie wenig sinnvoll es ist, in abstrakten Theorienwolken über das Phänomen der Willensfreiheit zu streiten. Es mag durchaus der Fall sein, dass unser Partygast seine Entscheidung Antialkoholiker zu sein, nur getroffen hat, weil sie ihm aufoktroyiert wurde. Es mag sein, dass die Erinnerung an Missbrauchserlebnisse durch alkoholkranke Täter für ihn eine so große emotionale Prägung darstellt, dass dies das Motiv hinter seiner Grundüberzeugung ist. Dadurch wird die Entscheidung auf der Party für den Kaffee und gegen Bier und Wein aber nicht zu einer unfreien Entscheidung. Vielmehr ist die Grundüberzeugung gerade der Grund, in dem sich die Freiheit seiner Entscheidung manifestiert.

Das Beispiel zeigt auch, dass Willensfreiheit ohne Bezugnahme auf solche rigiden strukturellen Besonderheiten gar keinen Sinn macht. Denn dann wäre die Entscheidung gar keine Willensfreiheit, sondern mehr oder weniger eine Zufallshandlung. Wenn es keine benennbaren Präferenzen oder Hinderungsgründe für die zur Auswahl stehenden Verhaltensalternativen gibt, findet eine Entscheidung im eigentlichen Sinn gar nicht statt. Das situative Verhalten muss dann als Zufallsphänomen begriffen werden. Dazu sei ein weiteres Beispiel betrachtet:

> Feierabendverkehr, die Straßenbahn ist voll, die meisten Menschen müssen stehen. In einer scharfen Kurve tritt eine junge Frau einer älteren Dame mit ihrem Stöckelabsatz auf den Fuß. Die alte Dame schreit auf, die junge entschuldigt sich: »Tut mir leid, das habe ich nicht gewollt!«

Auch diese kleine Szene illustriert alltägliches Verhalten. Natürlich handelt es sich bei dem »Fehltritt« jedoch nicht um eine Willenshandlung. Die Ausgleichsbewegung hatte zwar ein erkennbares Ziel, nämlich zu verhindern, dass die junge Dame mit ihren High Heels hinfiel. Aber es gibt keine erkennbaren Verhaltensalternativen, keine Entscheidung, keine spezifischen Gründe für ihren Lapsus. Und dementsprechend entschuldigt sie sich mit den Worten: »Das habe ich nicht gewollt!«

Gerade am konkreten Beispiel von einfachen Willenshandlungen zeigt die genaue Analyse, dass die rigiden Strukturen eine geradezu notwendige Voraussetzung für freie Willenshandlungen sind. Denn ohne diese rigiden Strukturen, der Endogenität eines Lebewesens, wäre Verhalten kein freies Verhalten und Willensfreiheit nicht existent. Aus der strukturellen Rigidität von Lebewesen, sei sie nun triebhaft, persönlichkeitsstrukturell oder durch Weltanschauungen, Grundüberzeugungen oder auch Vorurteile gegeben, erwachsen die Gründe für ihr situatives Verhalten. Sie sind im wahrsten Sinne des Wortes der Grund, der Ausgangspunkt, der Boden, der Widerstand, die Masse, von der aus eine intendierte Bewegung, die ein Ziel im positiven (»Ja, das will ich!«) oder negativen Sinne (»Nein, das will ich nicht!«) anstrebt, überhaupt erst abheben kann.

Wie in Abbildung 2.2 veranschaulicht, sind also auch Weltanschauungen, Einstellungen, Grundüberzeugungen, religiöse Glaubenssätze und ebenfalls Vorurteile zumindest in der Handlungssituation als strukturelle Phänomene zu begreifen (▶ Abb. 2.2). Denn sie werden nicht in den Situationen übernommen oder auch nur überprüft, in denen sie handlungsrelevant zum Tragen kommen. Vielmehr kommen sie in der Situation der Entscheidung und der sich daran anschließenden Handlung zum Tragen als etwas Starres, Rigides, aber eben auch als etwas Solides und als fester Grund, von dem sich die Entscheidung abhebt.

Auch Weltanschauungen, Grundüberzeugungen, Vorurteile etc. als rein semantisch verstandene Phänomene wirken in den Situationen freien Handelns ebenso wie Persönlichkeit und Intelligenz als psychobiologische Struktur, die den Handlungsraum des Subjekts eingrenzt und dadurch als Referenz- und Bezugspunkt die Möglichkeit zu freiem Handeln überhaupt erst erschafft.

2.1.4   Die Situation: Problematisches Handeln im Alltag

Freies Handeln, wie es hier verstanden wird, ist ein Potential, eine Fähigkeit, eine psychobiologische Komplexleistung. Auch der schlafende gesunde erwachsene Mensch hat die Fähigkeit zur Freiheit. Sie wird aber natürlich im Schlaf nicht realisiert. Realisiert wird Freiheit nur, wenn gehandelt wird. Sprechen und Denken sind dabei auch als eine Form des Handelns zu betrachten (▶ Exkurs 2.1).

Exkurs 2.1: Ist Denken eine Form des Handelns?[7]

Auf den ersten Blick scheint jeder Mensch intuitiv zu wissen, was denken bedeutet. Vergegenwärtigt man sich z. B. die berühmte Skulptur von Rodin, der Denker, so scheint Denken ein Geisteszustand zu sein, bei dem eine Person in sich gekehrt ist, mit seiner Aufmerksamkeit nicht in die Welt gerichtet ist, sondern auf seine eigenen mentalen Prozesse. Ist Denken also ein Zustand der nach innen gekehrten Selbstreflexion?

Das würde bedeuten, dass ein Schachspieler, der sich strategische Zugkombinationen überlegt, um eine Partie zu gewinnen, nicht denkt, weil er mit seiner strategisch ausgerichteten mentalen Tätigkeit auf die Außenwelt gerichtet ist. So scheint der Begriff also zu eng gefasst zu sein, um das alltagssprachlich Gemeinte zu fassen.

Ein Blick in die psychopathologische Fachliteratur zeigt, dass der in der Alltagssprache gut verständliche Begriff bei genauer Analyse in seiner Abgrenzung rasch verschwimmt. So hält etwa Scharfetter in der 6. Auflage seiner Allgemeinen Psychopathologie fest:

> »Denken – der Ausdruck bedeutet Vieles: Auffassen, Vernehmen, Vergegenwärtigung, Verknüpfen nach Sinn, Bedeutung, zeitlichen, kausalen, konditionalen Gesichtspunkten (Logik), nach emotional-affektiven Gehalten, sinngebendes, Bedeutungen verstehendes, auch ursächlich erklärendes Verbinden und handlungsvorbereitendes Überlegen, Entscheiden, Urteilen – kurz, das Ordnen der (materiellen und immateriellen) Gegebenheiten unser selbst und unserer Welt.« (Scharfetter 2010, S. 137)

Diese Definition illustriert, dass der scheinbar so klare Begriff Denken nicht eine neurokognitive Teilleistung beschreibt, sondern eine Vielzahl im Detail unterschiedlicher kognitiver Leistungen.

Zieht man nun die Fachliteratur der Kognitionspsychologie zu Rate, so finden sich häufig gar keine expliziten Verweise auf den Begriff Denken (Crawford u. a. 1992; Eysenck & Keame 2010). Stattdessen wird der Begriff kognitive Funktionen oder kognitive Prozesse verwendet als Oberbegriff für

---

7   Dieser Exkurs basiert auf TvE 2017, S. 30f.

Teilleistungen wie Wahrnehmung, Gedächtnis, Aufmerksamkeit, Planen, Sprache, Motivation, Emotionen usw. Im deutschsprachigen Standardwerk der biologischen Psychologie wird der Begriff »Denken« synonym zum Begriff »kognitive Prozesse« verwendet. Diese werden folgendermaßen beschrieben:

> »Unter kognitiven Funktionen verstehen wir alle bewussten und nicht bewussten Vorgänge, die bei der Verarbeitung von organismusexterner und -interner Information ablaufen, z. B. Entschlüsselung (Enkodierung), Vergleich mit gespeicherter Information, Verteilung der Information und sprachlich-begriffliche Äußerung. Als psychische Funktionen grenzen wir Denken, Gedächtnis und Wahrnehmung von den Trieben und Gefühlen als psychische Kräfte ab.« (Birbaumer & Schmidt 2010, S. 750)

Bei der Konkretisierung dessen, was mit Denken oder kognitiven Prozessen genau gemeint sein soll, wird in erster Linie die psychobiologische Organisation der Sprache und des Sprechens vorgestellt. Diese Definition zeigt darüber hinaus, dass der Begriff Denken auch in der modernen Kognitionspsychologie immer noch ein sehr weites, insgesamt wenig abgegrenztes und kaum klar operationalisiertes Konzept darstellt, in das viele unterschiedliche Funktionen höherer Geistestätigkeit einfließen wie Vorstellungsbildung, Fantasie, Zieleentwicklung, Strategiesuche, Handlungsplanung und vor allem Sprache. Klar abgegrenzt werden nur die Bereiche Wahrnehmung und Gedächtnis sowie Triebe und Emotionen, die als psychische Kräfte verstanden werden.

Die Tatsache, dass selbst in biologisch-psychologischen Standardwerken der Begriff nur sehr unscharf definiert und abgegrenzt ist, öffnet einen großen Spielraum für Interpretationen, was im Einzelfall genau mit dem Begriff gemeint sein soll.

Das macht die Antwort auf die Frage, ob Denken auch eine Art des Handelns sein kann, nicht leichter. Handlungen sind insofern leicht zu definieren, als dass sie über die Motorik und die Bewegung operationalisiert werden können. Insofern ist es auch nicht schwer, das Sprechen dem Handeln zuzuordnen, da ja beim Sprechen motorische Prozesse ablaufen.

Was aber ist, wenn ich z. B. im Stillen, ohne zu sprechen und Zunge und Kehlkopf zu bewegen, ein Gedicht rezitiere? Wie ist die mentale Aktivität zu bewerten, wenn ich beim Zahnarzt auf dem Behandlungsstuhl sitzend meine Aufmerksamkeit gezielt auf visuelle Erinnerungen richte und so versuche, meine Schmerzwahrnehmung zu unterdrücken? Sind solche mentalen Prozesse nicht als Handlung zu bewerten, nur weil keine erkennbare oder messbare motorische Bewegung damit einhergeht?

Ich denke, dass solche kognitiven Prozesse, sofern sie den Kriterien der Willensfreiheit entsprechen, als kognitive Handlungen begriffen werden müssen. Denn es wird wie bei einer motorischen Handlung eine von mehreren mentalen Verhaltensalternativen aus Gründen gewählt und in die Tat umgesetzt. Den Handlungsbegriff hier auf motorische Bewegungen einzuengen ist deshalb unzulässig, weil das Gemeinte dann nur über die Messbarkeit operationalisiert und damit definiert werden würde. Ich vertrete also die Position, dass mentale Bewegungen auch Bewegungen sind.

Diese Sichtweise entspricht im Übrigen auch dem Alltagsverstand und dem Rechtsverständnis. Die gedankliche Planung und Vorbereitung einer Straftat wird inhaltlich als bereits zu verantwortende Tat angesehen. Ob sie objektiv nachgewiesen werden kann, wenn es zu gar keiner motorischen Handlung gekommen ist, steht dagegen auf einem anderen Blatt.[8]

Allerdings muss betont werden, dass nur eine kleine Zahl von mentalen Phänomenen, die unter den breiten Begriff des Denkens fallen, tatsächlich solchen Freiheitskriterien entsprechen. Das meiste Denken im Sinne von Wahrnehmen, Fühlen, Prozessieren ist nicht frei. Ganz im Gegenteil kann das unfreiwillige Denken im Form des Grübelns zu einer üblen Belästigung werden und in Form des Halluzinierens und des wahnhaften Denkens zu einem krankheitswertigen Symptom.

Auch wenn insbesondere sehr wichtige freie Willenshandlungen wie etwa das oben genannte Hitler-Attentat oft von langer Hand vorbereitet wurden, so muss schlussendlich dann doch in jeder einzelnen Situation des Lebens gewählt, gewollt und gehandelt werden. Interessant ist, dass mit diesen psychobiologischen Leistungen die sog. Ich-Funktionen angesprochen sind, die auch in anderen Theorien wie z. B. dem Struktur-Modell der Psyche nach S. Freud oder im überwiegenden Teil der psychoanalytischen Tradition ähnlich gedacht und definiert sind.

Wie sieht nun die Dynamik des bewussten Wählens, Wollens und Handelns aus? Dazu sei wiederum ein Verhaltensbeispiel betrachtet, welches sich komplementär zu dem eingangs in Kapitel 2 beschriebenen darstellt:

Eine junge Frau steigt in die Straßenbahn und setzt sich in ein Abteil. Plötzlich erblickt sie einen attraktiven jungen Mann, der ihr gegenüber sitzt und sie immer wieder betrachtet. Sie meint Interesse in seinem Blick zu erkennen, ist sich aber unsicher. Sie hofft inständig, dass er sie anspricht und überlegt, in welcher Form sie positiv reagieren könnte. Nach einigen Stationen muss sie aussteigen und ist enttäuscht.

Diese einem Lied entnommene Begebenheit schildert eine Szene alltäglichen Verhaltens. In welchem Bedingungsgefüge findet hier Handeln statt? Offensichtlich spielen triebnahe Schlüsselreize eine Rolle. Die junge Frau hat Interesse an dem gutaussehenden Mann und hofft, dass er sie anspricht. Im Hinblick auf die Deutung seiner Blicke ist sie sich unsicher. Signalisieren sie Interesse oder nicht? Möglicherweise sind die Blicke eindeutig, die junge Frau ist aber schlecht in der

---

8 Hier sei nur am Rande bemerkt, dass ich persönlich die Möglichkeiten der modernen funktionellen und strukturellen Hirnbildgebung – so fantastisch sie als wissenschaftliche Methode auch sein mag – für nach wie vor völlig überschätzt halte. Nüchtern betrachtet, sind wir aktuell weit davon entfernt, spezifische »mentale Bewegungen«, so wie sie hier verstanden werden, objektivieren zu können (vgl. Tebartz van Elst, L., Alles so schön bunt hier. DIE ZEIT 34/2007; https://www.zeit.de/2007/34/M-Seele-Imaging).

sozialen Wahrnehmung und deutet sie nur falsch. Könnte sie die Blicke eindeutiger lesen, hätte sie vielleicht den Mut aufgebracht, den jungen Mann selber anzusprechen. In der Szene klingen auch persönlichkeitsstrukturelle Besonderheiten an. Die junge Frau scheint eher schüchtern zu sein, da sie sich selber nicht traut, ihn anzusprechen, trotz des vorhandenen Interesses. Vielleicht ist sie aber auch nur sehr normorientiert und denkt, die Ansprache müsste von dem Mann kommen. Möglicherweise hat sie aber auch Probleme mit ihrer Selbstwahrnehmung und ihrem Selbstbild und findet sich selber weniger attraktiv als sie ist, was sie verunsichert. Möglicherweise war sie aber auch nur für einen Augenblick von einem vorbeifahrenden Auto abgelenkt und hat so den richtigen Augenblick verpasst, ihn anzusprechen. Diese Erwägungen machen deutlich, in wie viele unterschiedliche strukturelle Einflussfaktoren (Normen, Rollenerwartungen der Gesellschaft, individuelle Wertentscheidungen in Form von Rollenvorstellungen, Persönlichkeitseigenschaften) sich eine solche Handlung aus entscheidungstheoretischer Sicht einbettet. Zum Beispiel die in der Szene als selbstverständlich vorausgesetzte Konstellation, dass nur der junge Mann die Frau und nicht umgekehrt ansprechen kann, ist sicher Ausdruck einer gesellschaftlich herkömmlich geprägten Konvention, die heutzutage eher seltener verinnerlichte Grundüberzeugung einer selbstbewussten, emanzipierten Frau sein wird. Solche Verhaltensnormen bilden dann wie mehrfach aufgezeigt den behavioralen Rahmen der Entscheidungssituation. Der Zielreiz ist in Form des jungen Mannes und seiner Blicke gegeben, das Zielverhalten (Kontaktaufnahme) steht klar benannt im Raum. Nur die verinnerlichte Norm (»er muss mich ansprechen und nicht ich ihn«) oder möglicherweise die eigene persönlichkeitsbedingte Schüchternheit stehen dem Verhalten im Wege. Ohne solche Verhaltenshemmnisse in irgendeiner Form wäre das situative Verhalten keine Willenshandlung mehr, weil zwischen dem situativen Verhaltensziel und dem tatsächlichen Verhalten kein Widerstand stünde.

Die Szene ist auch insofern interessant, als dass man sich fragen könnte, ob es sich überhaupt um eine Willenshandlung handelt, da die Frau in ihrem Denken ja nur die eine Option sieht, dass er sie ansprechen könne und inständig darauf hofft. Die Alternative, dass sie ihn ansprechen könne, steht zumindest nicht ausgesprochen im Raum. Gäbe es also keine echten Verhaltensalternativen, würde es sich per definitionem nicht um eine Willenshandlung handeln. Bei genauer Analyse ist dies aber offensichtlich nicht der Fall, da die Option, dass sie ihn ansprechen könnte, objektiv offensichtlich besteht. Anders hätte es ausgesehen, wenn sie stumm und gelähmt wäre, was offensichtlich nicht der Fall war, da sie die Straßenbahn selber verließ. Wie sehr der Frau die objektive Tatsache, dass sie auch ihn hätte ansprechen können, in der Situation bewusst war, ist dabei eine andere Frage. Dass vor- oder unterbewusste Faktoren freie Entscheidungsprozesse beeinflussen können, ohne deshalb die Freiheitskriterien zu widerlegen, wurde bereits an anderer Stelle gezeigt (TvE 2015, Kap. 8.2). Der konkrete Fall zeigt, dass die Bedeutung solcher vorbewussten Faktoren, nämlich der Tatsache, dass ihr möglicherweise nicht voll bewusst war, dass auch sie hätte ihn ansprechen können, wahrscheinlich eher Ausdruck einer allgemeinen Ambivalenz in dem konkreten situativen Bedingungsgefüge ist. Denn hätte sie ihn z. B. auf einen im

Hintergrund beobachtbaren Raubüberfall aufmerksam machen wollen, hätte sie das bestimmt gekonnt.

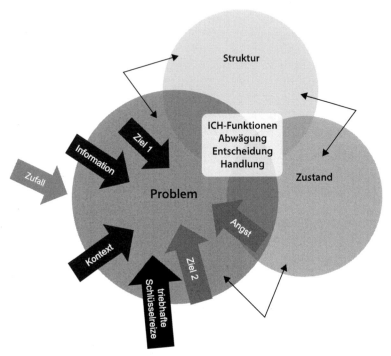

Abb. 2.3: Das Bedingungsgefüge einer Entscheidungssituation

Das konkrete Bedingungsgefüge, in dem alltägliche Willenshandlungen stattfinden, ist in Abbildung 2.3 illustriert (▶ Abb. 2.3). Sie veranschaulicht, dass in den konkreten Situationen des Lebens die Ich-Funktionen das Abwägen, Entscheiden und die motorische Handlung bewirken (▶ Exkurs 1.1), durch die Freiheit realisiert wird, in aktiver Abgrenzung von zahlreichen strukturellen und situativen Einflussfaktoren.

Das Problem der Entscheidung ist dabei die Situation.

Der Begriff »Problem« ist im Übrigen durchaus passend. Er kommt aus dem Griechischen (πρόβλημα, lateinisch: problema) und bedeutet so viel wie »das Vorgeworfene, das Vorgelegte«, »das, was [zur Lösung] vorgelegt wurde«. Man könnte es auch als »Aufgabe« übersetzen. Die Situation ist also die Aufgabe, die es immer wieder zu bewältigen gilt. Dabei sind die allermeisten Situationen des Lebens von Lebewesen so banal und alltäglich, dass sie nicht einmal zwingend Bewusstseinsniveau erlangen. Verhaltensweisen, die in diesem automatisierten Modus des mentalen Funktionierens generiert werden, würden dem hier entwickelten Verständnis folgend auch nicht als frei verstanden werden. Werden dem Individuum aber relevante Hemmnisse vor die Füße geworfen, die wie in der oben geschilderten Szene fast immer durch situative oder situativ-strukturelle Zielkonflikte gegeben sind, schalten sich die bewussten Ich-Funktionen (Aufmerksamkeit, Problemanalyse, Lösungsmodellierung, Entscheidung, Verhalten) ein, wodurch der Raum der Freiheit entsteht und manifest wird.

> In den konkreten Situationen des Lebens entwickeln sich Probleme durch situative oder situativ-strukturelle Zielkonflikte. Die psychobiologisch organisierten Ich-Funktionen bewirken eine analytisch-synthetische Problemanalyse, Zielprojektionen, strategische Abwägungen und motorisches oder kognitives Verhalten und realisieren so Freiheit.

2.1.5 Wahn und Wirklichkeit: Zustandshafte Verzerrungen des Handlungsraums

»Um mit dem Begriff der Wahnidee umgehen zu können, braucht es Lebenserfahrung: man muss dabei wissen, welche unkorrigierbaren Irrtümer der Gesunde in seinem Gesellschaftskreis häufig zu bilden pflegt ...« (Bleuler 1966, S. 50)

Die oben beschriebenen strukturellen Besonderheiten von Individuen wurden ebenso wie die Ich-Funktionen als psychobiologische Phänomene vorgestellt. Dieser Punkt ist sehr wichtig, weil er betont, dass diese Phänomene, über die meist rein psychologisch gedacht wird, wie die Biografie, Wertentscheidungen, Weltanschauungen oder politische oder religiöse Überzeugungen, insofern, als dass sie Erfahrungen und Überzeugungen von Menschen beinhalten, nie vollkommen entkoppelt vom menschlichen Körper und damit von der Biologie begriffen werden können. Der tote Körper hat keinen Schmerz, keine Angst, keine Hoffnung und keine Meinung mehr. Er hat die Welt der Dynamik des Lebens, die Biologie, verlassen und ist völlig auf die Prinzipien der Wissenschaft der nicht-lebendigen Welt zurückgeworfen.

Um einem eventuellen Missverständnis, ich würde hier metaphysische Vorstellungen vertreten, vorzubeugen, möchte ich noch einmal darauf hinweisen: Die Gesetzmäßigkeiten der Welt des Lebendigen stehen nicht in einem Widerspruch zu den physikalisch-chemischen naturwissenschaftlichen Prinzipien. So wie sich in der Mathematik die analytische Geometrie in den n-dimensionalen Raum erheben kann, die Euklidische dreidimensionale Mathematik der Alltagsanschauung aber als Teilraum beinhaltet, bildet die Biologie des Lebendigen Erkenntnisse ab, die der klassischen Physik nicht widersprechen, die von der physikalisch-chemischen Wissenschaft jedoch nicht gefasst werden können. Das begriffliche Instrumentarium der Euklidischen Mathematik kann also mit den konzeptuellen Systemen der klassischen Physik und Chemie verglichen werden. Es gilt ohne Ausnahme auch für die Biologie und die Wissenschaft des Lebendigen. Aber ebenso, wie die Euklidische Mathematik der Alltagsanschauung nicht alle Phänomene erklären kann, die der analytischen Geometrie im n-dimensionalen Raum zugänglich sind, verhält es sich auch mit den komplexesten Phänomen in der

Welt des Lebendigen, dem Wahrnehmen, Fühlen, Denken, Wollen und Handeln von Menschen. Dieser Raum der Endogenität von Lebewesen ist erkennbar strukturiert. Es können Erkenntnisse über Muster und Gesetzmäßigkeiten identifiziert werden. Aber sie können mit den in der klassischen Physik und Chemie entwickelten Begrifflichkeiten nicht hinreichend beschrieben und erklärt werden.

Dieser Erkenntnis verschließen sich viele wissenschaftlich orientierte Menschen aus der nachvollziehbaren Sorge heraus, die Wissenschaft könnte zu metaphysischen Zwecken missbraucht werden. Emotionen sind jedoch zwar wertvolle Erkenntnisquellen, aber nicht selten auch schlechte Ratgeber bei der Entscheidungsfindung, was gerade in der Psychiatrie nur allzu alltäglich beobachtet werden kann.

Die Tatsache, dass all die hier bislang diskutierten mentalen Phänomene und Leistungen als psychobiologische Prozesse lebendiger Körper gegeben sind, ist der Grund dafür, dass sie in die Funktionsdynamik dieser Körper eingebunden sind. Dies führt dazu, dass sowohl die geschilderten Strukturbereiche als auch die situativ wirkenden Ich-Funktionen in die allgemeine Physiologie des Körpers, dessen Funktion sie sind, eingebunden sind. Und dies wiederum bedeutet, dass sämtliche der genannten Funktionen durch alterierte Zustände des Körpers in einem gut erkennbaren, systematischen Sinne moduliert werden können. Dies ist eine alltägliche Erfahrung für alle klinisch tätigen Psychologen und Psychiater.

Auch dazu ein Fallbeispiel:

Ein 22-jähriger Student der Informatik stellt sich in der Autismus-Sprechstunde einer Universitätsklinik vor. Nachdem er bis zum 5. Semester erfolgreich studieren konnte, kam es im Zusammenhang mit zunehmenden Partnerschaftsproblemen über einen Zeitraum von einigen Wochen zu einem völligen Zusammenbruch. Der Blickkontakt bei Vorstellung war meidend, die Stimmmelodie monoton, Mimik und Gestik non-existent, der Patient klagte über Reizoffenheit und Reizüberflutung. Straßenbahnen und Wochenmärkte könne er nicht mehr besuchen, er bekomme Wutattacken, wenn seine Tagesabläufe gestört würden, er verstehe die Menschen nicht und schon gar nicht seine Ex-Freundin, könne deren Mimik nicht dechiffrieren, es komme ständig zu kommunikativen Missverständnissen. Er habe sich schon immer exzessiv mit Mathematik, Physik und Informatik beschäftigt, das sei ihm bis zum Zusammenbruch auch leicht gefallen, er sei immer eher ein Einzelgänger gewesen, habe keine Freunde, habe Partys gemieden, habe sich mit seiner Familie zerstritten, könne sich an Kindheit und Jugend kaum erinnern. Er sehe keine Zukunft mehr für sich, bewege sich nur noch im Internet und mache dort Spiele, schlafe viel, habe einen schlechten Antrieb, könne sich nicht mehr aufraffen, konzentrieren und richtig freuen. Er werde die Prüfungen nicht schaffen und wohl in Arbeits- und Obdachlosigkeit enden.

Es werden die Diagnose einer Depression und die Verdachtsdiagnose einer Autismus-Spektrum-Störung gestellt. Der Patient wird tagesklinisch aufgenommen und antidepressiv psychotherapeutisch und medikamentös behandelt.

Nach vier Wochen ist der Patient wie verwandelt. Die Depression ist fast verschwunden, der Blickkontakt unauffällig, die Mimik beweglicher, er kann lachen und sich freuen, wieder lesen und lernen. Er berichtet, zwar wenige, aber einige Freunde immer schon gehabt zu haben. Er sei zwar nie der Partylöwe gewesen, sozial jedoch schon mehr oder weniger gut zu Recht gekommen. Mit der Familie habe es schon Konflikte gegeben, so schlimm sei es aber nicht, man könne sie ruhig kontaktieren.

Die Befragung der Eltern über strukturelle Besonderheiten seiner Persönlichkeitseigenschaften während der Kindheit und Jugend erbrachte viele leicht bis mäßiggradig ausgeprägte Auffälligkeiten, die an einen Autismus denken lassen, ohne dass eine Diagnose nach klinischen Kriterien gestellt werden könnte.

Die kleine Geschichte verdeutlicht einen biopsychosozialen Zusammenhang zwischen medizinischen Zuständen, Persönlichkeitsstrukturen und situativen Problemen, der klinisch immer wieder in verschiedenen Konstellationen beobachtet werden kann.

Wenn Menschen in Zustände emotionalen Stresses geraten oder leicht depressiv werden, kommen die grundlegenden Persönlichkeitseigenschaften stärker zum Ausdruck. Das bedeutete im geschilderten Fall, dass die erkennbare, jedoch diskrete autistische Persönlichkeitsstruktur sich in der Depression wie ein klares überschwelliges autistisches Syndrom darstellte. Nach Behandlung der depressiven Symptome war zwar noch eine diskrete autistische Persönlichkeitsstruktur erkennbar, ihr Ausmaß war jedoch erheblich geringer, so dass die zuvor vermutete Diagnose nicht mehr gestellt werden konnte.

Was bedeutet das für eine Strukturdiagnose wie den Autismus? Psychische Strukturdiagnosen wie die Persönlichkeitsmuster, das basale Intelligenzniveau, die eigenen Persönlichkeitsausprägungen im Hinblick auf die Big-Five-Eigenschaften (Offenheit, Gewissenhaftigkeit, Extroversion, soziale Verträglichkeit, emotionale Stabilität) und eben auch das Ausmaß der eigenen autistischen oder holistischen Struktur werden in der Medizin als lebenslang mehr oder weniger stabile Konstanten begriffen, so wie dies weiter oben bereits vorgestellt wurde (▶ Kap. 2.1.1). Dennoch muss – wie im Fallbeispiel veranschaulicht – erkannt werden, dass die grundlegenden strukturellen Persönlichkeitseigenschaften eines Menschen durch zustandshafte Änderungen des gesamten Körpers wie etwa Stressreaktionen, hormonelle Zustände, depressive oder psychotische Zustände systematisch moduliert werden können.

In alltäglichen Lebens- und Kommunikationssituationen kann jeder Leser gut beobachten, wie seine Lieben und sonstige Mitmenschen, die grundlegend misstrauisch strukturiert sind, in Stresssituationen und leicht depressiven Überforderungszuständen ihre Umwelt noch misstrauischer erleben und im Verhalten noch vorsichtiger und absichernder agieren. Ängstlich vermeidend strukturierte Menschen werden noch ängstlicher und vermeiden noch mehr. Histrionisch strukturierte Menschen werden noch histrionischer und scheinen noch mehr der Aufmerksamkeit anderer zu bedürfen. Narzisstisch strukturierte Menschen werden noch narzisstischer, regen sich über jede kleine Kränkung noch mehr auf und wenden ihre narzistische Wut noch vehementer gegen jeden, der ihre Grandiosität nicht erkennt und anerkennt. Impulsive Menschen werden noch impulsiver, der autistisch strukturierte Mensch verliert die letzten Reste an Mentalisierungsvermögen und kann anderen gar nicht mehr in die Augen schauen und Menschen mit subsyndromalen Persönlichkeitsstörungen wie bei einer ADHS werden so chaotisch, unaufmerksam, impulsiv und desorganisiert, dass man kaum verstehen kann, dass sie einmal ein Studium bewältigen oder eine Firma führen konnten. Trifft man die gleichen Menschen einige Zeit später, nachdem die Krisensituation vorüber ist oder die Depression ausgeheilt, wundert man sich und fragt sich, wieso man dieselbe Person noch vor kurzem für einen ausgeprägten Narzisten, Histrioniker, Autisten oder Paranoiker hielt. Diese Erfahrungen aus dem Alltag, wie aus der Kasuistik, zeigen, dass die geschilderten persönlichkeitsstrukturellen Besonderheiten zwar in der Tat ihrer Natur nach chronisch und überdauernd sind, durch bestimmte körperliche Zustände aber systematisch modifiziert werden können – meistens werden sie dabei leider schlechter bzw. ausgeprägter im stereotypen und unfreien Sinne. Persönlichkeitsstrukturelle Besonderheiten einer Person sollte man daher nie in depressiven Phasen oder anderen psychiatrisch relevanten Zuständen wie Psychosen, Anspannungszuständen, psychosozialen Krisen etc. beurteilen, sondern immer nur dann, wenn sich solche krisenhaften Zustände wieder gelegt haben.

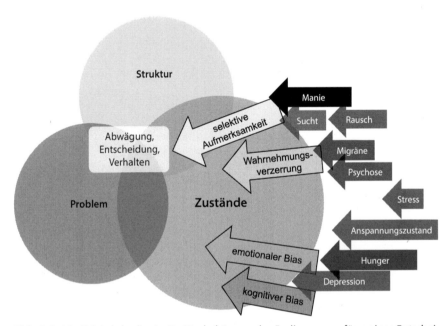

Abb. 2.4: Medizinisch bedingte Zustände können das Bedingungsgefüge einer Entscheidungssituation in einer gegebenen Situation weitgehend und systematisch beeinflussen.

Die Kasuistik zeigt anschaulich, wie insbesondere depressive Zustände das Wahrnehmen, Denken und Urteilen Betroffener systematisch verändern. Typischerweise lässt die neurokognitive Leistungsfähigkeit nach, das Wahrnehmen wird empfindlicher mit einer größeren Reizoffenheit und Sensitivität für Reizüberflutung, das Urteilen wird pessimistisch und katastrophisierend und das Verhalten zurückgezogen, verarmt und initiativlos.

Es ist offensichtlich, dass solche Zustände das im letzten Kapitel beschriebene situative Entscheidungsverhalten ganz wesentlich beeinflussen. Eine Entscheidung im depressiven Zustand fällt regelhaft ganz anders aus als in einer normalen oder gar euphorischen Gemütslage.

Ganz Ähnliches trifft auf andere medizinisch-psychische Zustandsbilder wie paranoid-halluzinatorische Syndrome, Anspannungszustände oder etwa Süchte zu (▶ Abb. 2.4).

Menschen in paranoiden Phasen erleben die Welt als bedrohlich, reagieren daher schnell gereizt oder aggressiv und schotten sich von der Außenwelt ab. In Stress- und Anspannungszuständen kann meist eine Verstärkung dieser Persönlichkeitsgrundstruktur beobachtet werden.

Eine Substanzabhängigkeit führt häufig zu einer völligen Unterordnung aller zuvor authentisch vertretenden weltanschaulichen Prinzipien und moralischen Grundsätze unter das Gebot der situativen Suchtmittelbesorgung.

Auch Episoden mit verschobenen Tag-Nacht-Rhythmen, Phasen mit extremem Schlafmangel, extreme Kopfschmerzen oder Migräneattacken, Rauschzustände oder andere medizinische Zustände wie Dehydrierung oder Hunger oder hormonell bedingte Zustände (Pubertät, prämenstruelles Syndrom) gehören ebenfalls in diese Kategorie der zustandshaften Systemmodifikationen mit weitreichenden Auswirkungen auf die situativen Ich-Funktionen in Form der situativen Wahrnehmung, Abwägung, Entscheidung und Handlung.

Darüber hinaus können zustandshafte Muster der Konfliktkommunikation beobachtet werden, die unabhängig von der individuellen Persönlichkeitsstruktur bei fast allen Menschen feststellbar sind und wahrscheinlich eher im Sinne einer »kognitiven Flight-Fight-Reaktion« begriffen werden müssen (▶ Exkurs 2.2).

Exkurs 2.2: Konfliktkognition – kognitive Übersprungshandlung oder »Flight-Fight-Verhalten«?

»… man gewinnt keinen Krieg mit Soldaten, die für die andere Seite Verständnis haben!« (Sloterdijk 2018)

Als Übersprungshandlung bezeichnet man in der vergleichenden Verhaltensforschung (Ethologie) unerwartete Verhaltensmuster bei Tieren, wenn ein Zielkonflikt verschiedener instinktgeleiteter Verhaltensmuster entsteht. Die Verhaltensweisen, die dabei im Zentrum des Interesses stehen, sind meist mehr oder weniger angeboren und präformiert, d. h. unabhängig von der Lerngeschichte eines Individuums. Beispiele wäre die von Konrad Lorenz beschriebene stressinduzierte Einrollbewegung der Graugans, die versucht, ein aus dem Nest rollendes Ei mit dem Kopf zurückzurollen, auch wenn das Ei gar nicht mehr vorhanden ist. Der Begriff Übersprungshandlung hebt dabei darauf ab, dass die beobachtbaren Verhaltensmuster nicht zur Situation passen. So kommt es etwa bei Hähnen, die im Hahnenkampf um soziale Dominanz und die Vorherrschaft kämpfen, vor, dass sie mitten im Kampf diesen unterbrechen und ein Verhalten zeigen, als würden sie Futter picken. Dies wird dann im Sinne einer Übersprungshandlung so gedeutet, dass verschiedene Instinkt geleitete Verhaltensimpulse miteinander konkurrieren und so ein drittes präformiertes Verhaltensprogramm zur Ausführung kommt, welches ursprünglich situativ unpassend erscheint. Unabhängig davon, wie man solche Verhaltensbeobachtungen deutet, handelt es sich dabei um Erklärungstheorien von Verhaltensmustern, die vor allem für Verhalten im Tierreich, etwa bei Hähnen oder Stichlingen herangezogen werden, und die man nicht unbedingt zur Beschreibung menschlichen Verhaltens anführen würde.

Aus der Sicht des klinischen Psychiaters können jedoch auch bei den menschlichen Verhaltensweisen ähnliche Stereotypien beobachtet werden. Als Beispiel seien hier der Nachbarschaftskonflikt oder der Rosenkrieg angeführt. In beiden Situationen kann das perzeptive, emotionale, kognitive und motorische Verhalten von Menschen als hochgradig stereotyp beschrieben werden:

Regelhaft ist die Wahrnehmung stark eingeengt und die Konfliktteilnehmer können gar nicht mehr aufhören, über den bösen Partner oder Nachbarn zu erzählen und zu schimpfen. Eine Anekdote über das schändliche Verhalten des Antagonisten reiht sich an die andere, ohne dass das Klagen ein Ende nehmen will. Konzentration und Aufmerksamkeit sind erkennbar konfliktzentriert und jede kleine Äußerung und Handlung des ehemals geliebten oder respektierten Menschen wird genauestens dahingehend analysiert, ob sich hier nicht wieder eine Ungeheuerlichkeit verbergen könnte. Die Emotionalität ist geprägt von Angst, Hass und Ekel und die emotionale Erregung in der Regel sehr stark. Psychotherapeuten und Ärzte können ein Lied davon singen, dass die neurokognitive Fähigkeit zur Perspektivübernahme vollkommen aufgehoben erscheint und die Konfliktpartner im Rosen- wie Nachbarschaftskrieg hier geradezu autistisch erscheinen. Die kognitiven Bewertungsmuster sind eindeutig paranoid und der Kommunikationsstil durch die klassischen Stigmata der Kampfkommunikation geprägt: Delegitimation, Diffamierung, doppelte Standards. Das beobachtbare Verhalten ist schließlich sowohl auf Entscheidungs- als auch auf Handlungsebene eindeutig als impulsiv und aggressiv zu klassifizieren.

Diese Konfliktkognition als psychobiologisches Verhaltensmuster auf individueller Ebene kann nicht nur von Therapeuten gut beschrieben werden. Vermutlich jeder Leser wird sie bei sich selber, Freunden und Verwandten aus dem Alltag nur allzu gut kennen. Niemand bleibt davon verschont.

Die Tatsache, dass dieses gut erkennbare kognitive Muster im Alltag so weit verbreitet ist, lässt die Frage aufkommen, ob es tatsächlich als Übersprungshandlung überzeugend gedeutet ist. Zwar ist es ein erkennbares Verhaltensmuster und erfüllt aufgrund seiner Musterhaftigkeit und Stereotypie auch die Kriterien des Unfreien (TvE 2015; Kap. 9.2.1), jedoch ist es möglicherweise doch ein zielführendes und nicht ein zielloses Verhaltensmuster, wie es implizit bei der Deutung als Übersprungshandlung zu interpretieren wäre. Denn die Konfliktkommunikation hat ein erkennbares Ziel: den Gegner, der in Form des kognitiven Akts zum Feind erklärt wird. Der Konfliktgegner ist der Feind. Er wird gehasst, soll delegitimiert, diffamiert und zerstört werden.

Tab. 2.3: Die Stigmata der Konfliktkognition

Die Stigmata der Konfliktkognition	
Wahrnehmung	eingeengt auf Konfliktpartner
Konzentration und Aufmerksamkeit	konfliktzentriert
Gedächtnis	konfliktzentrierte Inhalte werden bevorzugt prozessiert
Emotionalität	geprägt durch die Emotionen Angst, Hass und Ekel
Soziale Kognition	verminderte Fähigkeit zur Perspektivübernahme und kognitiven Empathie
Bewertungsmuster	paranoid, katastrophisierend
Kommunikationsstil	Kampfkommunikation: Delegitimation, Diffamierung, doppelte Standards
Entscheidungsstil	impulsiv, aggressiv oder ängstlich
Handlungsstil	Kampf, Beschimpfung, Ausgrenzung, Flucht, Rückzug

Konfliktkommunikation kann also viel treffender als Teil eines »Flight-Fight-Verhaltens« gedeutet werden, als subjektiv zumindest so erlebten Kampf um das Überleben, dem der andere im Wege steht. Ob diese subjektive Einschätzung dabei richtig ist oder nicht, ob die Konfliktkommunikation zielführend ist oder nicht, ob die ganzen Verhaltensmuster weise oder aus moralischer oder ethischer Perspektive gutzuheißen sind oder nicht, spielt dabei an dieser Stelle nicht die entscheidende Rolle. Denn es geht hier ethologisch zunächst einmal darum, relevante Verhaltensmuster zu erkennen und zu verstehen.

Im Hinblick auf die Freiheit von Verhaltensweisen ist die Konfliktkommunikation dem zustandshaften (phasischen) Pol der Unfreiheit zuzuordnen.

Ähnlich wie überdauernde psychobiologische Strukturen können also auch die unterschiedlichsten körperlichen Zustände, seien es nun Depressionen, Rauschzustände, Migräneattacken oder Überforderungssituationen, den psychobiologischen Prozess in der Entscheidungssituation wesentlich und systematisch beeinflussen. Diese Zustände sind ihrem Wesen nach vorübergehender, phasischer

Natur und sollten daher – sofern möglich – auch medizinisch behandelt werden, um so den größtmöglichen Freiheitsgrad in der Entscheidungssituation wiederherzustellen.

> Medizinische Zustände und Krankheiten können die situative Wahrnehmung, Analyse, Bewertung, Zieldefinition, Abwägung, Entscheidung und das Handeln auf weitreichende und systematische Art und Weise phasenhaft beeinflussen.

2.1.6 Grenzen und Fundamente des freien Raums

In dieser abschließenden Analyse des Raums diesseits der Grenze soll noch einmal die Willensentscheidung eines individuellen Subjekts betrachtet werden. Dazu wird ein weiteres Verhaltensbeispiel vorgestellt:

> 20. Juli 1944, Operation Walküre: Nach langer Überlegung und Planung versucht Claus Schenk von Stauffenberg Hitler mit einem Bombenkoffer zu töten, um weiteres größeres Unheil von Deutschland abzuwenden. Noch am gleichen Abend wird er mit seinen Mitverschwörern Werner von Haeften, Albrecht Mertz von Quirnheim und Friedrich Olbricht erschossen.

Im Buch Freiheit (TvE 2015, Kap. 6) wurde die Verhaltenssequenz des Attentats vom 20. Juli als Paradebeispiel für die Willensfreiheit vorgestellt. Der oben zitierte Autor Prinz müsste dieses Verhalten als kausal determiniert und damit fremdgesteuert ausdeuten, was wahrscheinlich nur wenige Leserinnen und Leser wirklich überzeugen wird. Hier jedoch geht es nicht um die Definition der Willensfreiheit, sondern um ein Verständnis der Dynamik und der strukturellen Bedingtheiten freier Willenshandlungen. Wie genau kam diese Verhaltensweise von Stauffenberg zustande? Was waren die Beweggründe, die Bedingungen, die Motive und Hemmnisse, in deren Kontext das Attentat stattfand?

Zunächst einmal kann klar davon ausgegangen werden, dass es sich gemäß Definition um ein klassisches Beispiel einer freien Willenshandlung handelt. Das Verhalten ist bewusst, es wird aus Gründen entschieden, es gibt Handlungsalternativen und die Handlung wird in die Tat umgesetzt, was im Übrigen nicht nur Stauffenberg und die drei weiteren oben genannten, sondern in der Folgezeit mehr als 200 weitere Personen mit ihrem Leben bezahlen mussten!

Was waren die strukturellen Rahmenbedingen dieser Willenshandlung? In Bezug auf die hier diskutierten strukturellen Einflussfaktoren sollen die Rolle von Persönlichkeit, Intelligenz, Weltanschauung, Emotionalität und die situativen Ziele kurz reflektiert werden. Gleichzeitig möchte ich betonen, dass ich im Hinblick auf die Geschichte des Widerstands im sog. III. Reich kein Experte bin und dass es an dieser Stelle deshalb nicht um eine möglichst geschichtswissenschaftlich präzise und objektive Auseinandersetzung mit dem 20. Juli gehen kann und soll. Das Attentat von Stauffenberg soll vielmehr als ein Beispiel im Kontext des Themas dieses Buches dienen: viele Annahmen, die ich im Folgenden zu seiner Person und Handlung formuliere, sind ungesichert bzw. spekulativ, was für den theoretischen Zweck des Beispiels jedoch unerheblich ist.

Ohne die strukturellen Besonderheiten der Person Stauffenbergs im Detail zu kennen, kann davon ausgegangen werden, dass er in seiner Position intelligent, sozial intelligent, strukturiert, gewissenhaft, risikobereit, ehrgeizig, pragmatisch, nicht skrupulös und kritikfähig war. Anders hätte er mit Wahrscheinlichkeit weder den Rang eines Offiziers und die spezifische Position in der Wehrmacht erreichen können, die er zum Zeitpunkt des Attentats innehatte, noch hätte er die Attentatspläne organisieren und geheim halten können.

Ohne diese persönlichkeitsstrukturellen Besonderheiten wäre er sicher nicht im Entferntesten überhaupt in die Position gekommen, ein solches Attentat überhaupt erwägen zu können. Im Hinblick auf seine Handlungsmotivation ausschlaggebender werden jedoch seine ethischen Grundüberzeugungen und Wertentscheidungen gewesen sein.

Stauffenberg selber werden folgende Überlegungen bezüglich seiner Motivation zum Attentat zugeschrieben:

> »Ich könnte den Frauen und Kindern der Gefallenen nicht in die Augen sehen, wenn ich nicht alles täte, dieses sinnlose Menschenopfer zu verhindern.« (Kramarz 1965, S. 132)
>
> »Es ist Zeit, daß jetzt etwas getan wird. Derjenige allerdings, der etwas zu tun wagt, muß sich bewußt sein, daß er wohl als Verräter in die deutsche Geschichte eingehen wird. Unterläßt er jedoch die Tat, dann wäre er ein Verräter vor seinem Gewissen.« (ebd., S. 201)

Offensichtlich hatte sich Stauffenberg intensiv mit seinen Handlungsoptionen, seiner Verantwortung vor sich und der Geschichte und seinen religiösen Grundüberzeugungen auseinandergesetzt, worauf sein Verweis auf sein Gewissen schließen lässt. Stauffenberg nimmt sein Scheitern in den Blick, worauf seine Einschätzung schließen lässt, dass derjenige, der handele, womöglich als Verräter in die Geschichte eingehen werde. Auch wird er erwogen haben, was im Falle eines Scheiterns sein Handeln für ihn selber sowie mit Wahrscheinlichkeit auch für seine Familie bedeuten würde. In diesem Spannungsfeld zwischen entgegengesetzten Emotionen (Angst vor dem eigenen Schicksal, Sorge um das Wohl der eigenen Familie, Empörung über das unsinnige Sterben im Krieg), lange Zeit ambivalenten Urteilen im Hinblick auf die Person Hitlers, die Einschätzung, dass der Krieg bereits schon lange verloren war und sicher auch Überlegungen dahingehend, wie sein Handeln von der Nachwelt und vielleicht vor Gott beurteilt werden würde, kommt er schließlich zu der Entscheidung und dem Handeln, die historisch bekannt sind.

Welche Rolle spielen die oben diskutierten psychobiologischen Strukturen für diesen Entscheidungsprozess? Seiner Intelligenz, sozialen Kompetenz, Reflexions- und Kritikfähigkeit sowie seinem sozialen Schicksal als privilegierter Adliger gegenüber war Stauffenberg sicher unfrei. Denn sie müssen als schicksalhafte Gegebenheiten betrachtet werden, die seinem Wollen und Wirken nicht zur Verfügung standen. So müssen die soziale Intelligenz ebenso wie die allgemeine

Intelligenz, Persönlichkeitsstruktur und die Körpergröße als weitgehend körperlich determinierte biologische Gegebenheiten verstanden werden (TvE 2018). Soziale Intelligenz, allgemeine Intelligenz und Persönlichkeitsstruktur sind ebenso wenig eine Leistung wie die Körpergröße oder die Sehschärfe. Und ebenso wenig sind unterdurchschnittliche Intelligenzfunktionen, Fehlsichtigkeit oder extreme Persönlichkeitsstrukturen als schuldhaft zu verstehen. Das wäre nur dann der Fall, wenn man diese Phänomene im Dunstkreis der Freiheit verstehen würde. Das würde aber bedeuten, dass sie dem eigenen intentionalen Handeln zur Verfügung stünden, was weitestgehend sicher nicht der Fall ist.

Aber zurück zu Stauffenberg: Ähnliches wird mit Wahrscheinlichkeit für sein soziales Schicksal gelten. Seine Herkunftsfamilie und Erziehung konnte er sich nicht aussuchen. Spekulativ kann ein gewisser, kulturell ererbter Chauvinismus des Adels gegenüber der kleinbürgerlichen Herkunft Hitlers angenommen werden. All dies wären dann strukturelle Faktizitäten, die für ihn schicksalhaft gegeben und nicht direkt beeinflussbar waren. Im Hinblick auf diese Faktoren war er damit weitgehend unfrei. Und dennoch spielen sie eine wichtige Rolle im Prozess der Entscheidungsfindung. Denn ohne sie wäre er überhaupt nicht in die Situation des Handeln-Könnens gekommen. Subjektiv werden seine situativen, politischen, militärischen und moralischen Urteile sicher die zentrale Rolle für seine Motivation gespielt haben. Aber sicher spielten auch Urteile über das konkrete Verhalten Hitlers als Oberbefehlshaber der Wehrmacht sowie politische, weltanschauliche und religiöse Wertentscheidungen eine wichtige Rolle in dem langwierigen Entscheidungsprozess, der schließlich zum Attentat führte.

Die miteinander konkurrierenden, psychobiologisch trägen Strukturen, wie sie in Form der Persönlichkeit, Intelligenz, körperlichen Verfasstheit sowie in Form von präanalytischen Emotionen, analytischen Erkenntnissen, Weltanschauungen, Glaubenssätzen, Grundüberzeugungen, Wertentscheidungen und konkreten situativen Zielen repräsentiert werden, definieren den relationalen Raum, in dem freie Willenshandlungen stattfinden.

Die Entscheidung für oder gegen eine konkrete situative Handlungsoption ist immer eine Bewegung hin zu oder weg von einer der miteinander konkurrierenden strukturellen Einflussfaktoren.

Dies gilt schon für den Bewegungsimpuls der präanalytischen emotionalen Erkenntnisse, die immer entweder auf eine Einverleibung (Lust, Appetit, Aggression) oder ein Ausspucken (Ekel), eine Annäherung (Freude, Aggression, Neugier, Interesse) oder Wegbewegung (Angst, Aggression, Scham) hinauslaufen.

Es gilt in analoger Art und Weise für die analytische Erkenntnisbildung, die immer auch eine Denkentscheidung ist, und für deren höchstentwickelte Form, die freie Willensentscheidung im kognitiven Grenzraum, der von den psychobiologischen Strukturen der lebendigen Körper fortwährend geschaffen wurde und aktualisiert wird.

2.1.7 Das Orchester des Lebens

Metaphern und Vergleiche können hilfreiche Instrumente zur Theoriebildung sein. Deshalb sei an dieser Stelle die Allegorie des »Orchesters des Lebens« kurz vorgestellt.

Menschliche Persönlichkeitsstrukturen können mit den Instrumenten eines Orchesters verglichen werden und das Leben mit der Musik und den Melodien, die diese Instrumente hervorbringen. Die Lebensgeschichte eines Lebewesens ist etwas ähnlich Flüchtiges wie eine Melodie. Und ebenso ist sein Körper etwas Dingliches wie ein Instrument.

Nun weisen die verschiedenen Instrumente, mit denen musiziert wird, offensichtlich strukturelle Besonderheiten auf. Auch können innerhalb der Vielzahl denkbarer Instrumente klare Untergruppen erkannt werden. So gibt es die Streichinstrumente, die Blech- und Holzblasinstrumente, die Harfen, Pauken, Flügel, Pianos usw. Die Instrumentengruppen gleichen sich strukturell und dennoch gibt es weitere differenzierende strukturelle Unterschiede. So werden alle Streichinstrumente meist mit Bögen gespielt und doch macht es einen Unterschied, ob man es mit einer Geige, einem Cello oder einem Kontrabass zu tun hat.

Die musikalischen Möglichkeiten eines Instrumentes zu erfassen setzt voraus, sich mit dessen Struktur vertraut zu machen. Wie wirkt sich die Temperatur auf die Saiten aus? Was macht die Feuchtigkeit oder Trockenheit mit den Blättchen? Soll eine virtuose Melodie auf dem jeweiligen Instrument gespielt werden, ist es unerlässlich, alle strukturellen Feinheiten und Probleme zu kennen.

Kritische Kleinteile können bspw. zerbrechen, die Blättchen reißen, die Saiten springen, die Tasten klemmen. Solche Defekte sollten, wie krankhafte Zustände beim Menschen, möglichst behoben werden.

Schließlich muss für jedes Instrument eine Melodie ersonnen, komponiert, geübt und gespielt werden. Hier können eine Vielzahl typischer Probleme beobachtet werden.

Fehlt es an grundsätzlicher Selbstakzeptanz, weil die Geige lieber eine Posaune sein möchte, ist die grundlegende Motivation zum Musizieren gestört. Glaubt die Piccolo-Flöte, sie sei ein Horn, wird sie ihre Noten falsch intonieren. Sind ihr ihre Möglichkeiten, mit eindrücklichen Sentenzen das ganze Orchester zu übertönen, nicht bewusst, weil sie neidisch auf die schmetternden Fanfaren der Posaunen eingeengt ist, so erahnt sie nicht einmal die Musik, die sie machen könnte.

Im übenden Umgang mit den strukturellen Möglichkeiten des Instruments entstehen die Melodien, die Musik. Wenn nicht oder nur selten geübt wird, entsteht vielleicht Guggenmusik. Auch die ist schön und begeisternd. Die Möglichkeiten der orchestralen Erhabenheit bleiben in diesem Fall jedoch ungenutzt.

Kommt es zu Konflikten im Orchester, weil die große Mehrheit der Streichinstrumente den wenigen Harfen aufoktroyieren will, ihre Saiten mit Bögen zu spielen, werden die mystischen Harfenklänge das Konzert dieses Lebens nicht bereichern können.

Die Parabel zwischen der Musik und dem Orchester des Lebens, dem Musizieren des eigenen Lebens im Solo, Duett (Partnerschaft, Freundschaften), Trio,

Quartett, Quintett (Kleingruppen), im Kammerorchester und dem Symphonieorchester (soziale Großgruppen) könnte weiter gesponnen werden.

Auf allen Ebenen finden sich strukturelle Gegebenheiten, die die Möglichkeiten des einzelnen und der Gruppe eingrenzen, aber gerade deshalb Potentiale erschließen. Der Kontrabass kann nur deshalb so tiefe, resonante Töne erzeugen, weil er einen so großen Körper hat. Genau deshalb bleiben ihm die hohen Schwingungen der Flötentöne verschlossen.

Auf allen Ebenen finden sich auch zustandsartige Störungen, die zwar nicht in der Situation, aber mittelfristig behoben werden können: defekte Instrumente, erkrankte Musiker.

Schließlich muss das Problem jeder Situation erkannt, abgewogen und entschieden werden, um in einem möglichst freien Entscheidungsprozess am Werden der großen Musik zu arbeiten und diese zu genießen.

Mentale Strukturen sind wie die Instrumente eines Orchesters. Sie legen die Möglichkeiten des Musizierens fest und engen sie damit ein. So wie alle verschiedenen Instrumente mit ihren jeweils eigenen Möglichkeiten, Begrenztheiten und Potentialen – die oft die andere Seite des Begrenztseins repräsentieren – zum grandiosen Klangkörper eines Orchesters beitragen, so tragen auch alle Persönlichkeitsstrukturen zu der Vielfalt des sich entfaltenden Lebens bei.

Um das Potential der Musik optimal zu entwickeln, ist es von kritischer Bedeutung, die strukturelle Begrenzung und das damit verbundene strukturelle Potential des Instruments zu erfassen, pathologische Zustände zu erkennen und möglichst zu beheben und die situativen Probleme in einem möglichst freien Erkenntnis- und Entscheidungsprozess angemessen zu identifizieren und zu lösen.

3 Jenseits der Grenze – die Ökologie der Freiheit

Der Raum der Freiheit wird begrenzt und geschaffen von Ge- und Verboten.

Bisher war der Raum diesseits der Freiheit Thema der Überlegungen. Die körperlichen Bedingtheiten, Begrenztheiten und Potentiale des psychobiologischen Phänomens Freiheit in seinem alltäglichen Vollzug wurden analysiert. Verhalten des einzelnen Menschen findet aber nicht im luftleeren Raum statt.

In diesem Kapitel soll es um den Raum jenseits der Grenze individueller Bedingtheiten und der subjektiven Entscheidungsfindung gehen. Es soll die Umwelt betrachtet und analysiert werden, in der die Psychobiologie der Wahrnehmung, des Denkens und Abwägens, der Entscheidungsfindung und des Verhaltens angesiedelt ist (▶ Abb. 3.1). Es geht also um die Ökologie der Freiheit.

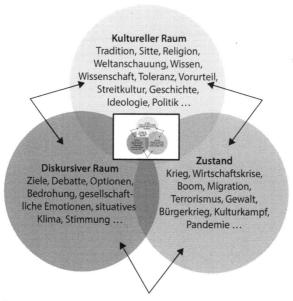

Abb. 3.1: Die Ökologie freien Verhaltens: So wie die freie Willenshandlung eingebettet ist in ihrer Tendenz nach unfreien körperlichen Strukturen und Zuständen (▶ Abb. 2.1), findet das individuelle Handeln in einer Ökologie statt mit erkennbaren, strukturell unfreien Elementen, zustandshaften Verzerrungen und situativ modifizierbaren und damit ihrem Wesen nach freien Faktoren.

3.1 Gesellschaft und Kultur – die Ökologie der Freiheit

Das Wahrnehmen, Denken und Handeln von Individuen findet in einer Umwelt statt, hat sich evolutionsgeschichtlich in einer Umwelt entwickelt und ist auf diese Umwelt bezogen. In der Biologie ist die Disziplin, die sich mit den typischen und musterhaften Beziehungen eines Lebewesens oder einer Art mit seiner/ihrer Umwelt beschäftigt, die Ökologie. Es geht hier also um die Ökologie des Denkens.

Die Heuristik ist die theoretische Wissenschaft, die sich mit der Frage auseinandersetzt, wie bei begrenztem Wissen über komplexe Systeme dennoch optimale Erkenntnisse bzw. Modelle über diese Systeme gewonnen werden können. Die in Kapitel 2 vorgestellten Modelle zum Verständnis der inneren Ökologie einer Entscheidung und freien Willenshandlung sind als heuristische Modelle zu verstehen. Sie sollen helfen, die Vielfalt an Einflussfaktoren auf das individuelle Denken, Entscheiden und Handeln zu ordnen und zu systematisieren. Wie immer in der Wissenschaft sollen sie auch helfen, Prognosen über das zukünftige Verhalten des Erkenntnisgegenstands zu gewinnen. Heuristische Modelle sind wie Wissen, Begriffe und Theorien als psychobiologische Konzepte zu verstehen, die sich ontogenetisch im Lebewesen als Begriffe und Wörter und phylogenetisch bei den Spezies als Sprachen, Theorien, Sitten und Kulturen herausgebildet haben (TvE 2003).

Im Hinblick auf die Ökologie des Denkens jenseits der Grenze der individuellen Körperlichkeit kann ein zum individuellen Entscheidungsprozess analoges tripolares heuristisches Modell beschrieben werden (▶ Abb. 3.1). So wie der individuelle Entscheidungsprozess eingebettet ist in die rigide individuelle körperliche Struktur der eigenen Persönlichkeit, so ist das handelnde Individuum als Ganzes eingebettet in eine kognitive und behaviorale, rigide Struktur, die man unter dem Oberbegriff der Kultur zusammenfassen kann. So wie die Persönlichkeit als Summe aller Eigenschaften, Stärken wie Schwächen, einer Person verstanden wird, kann die Kultur als die Summe aller Eigenschaften der Bezugsgruppe einer Person verstanden werden. Pointiert formuliert kann die Kultur einer Großgruppe also als die Persönlichkeit dieser Gruppe verstanden werden. Welche kulturellen Einflussfaktoren können dabei erkannt werden?

Als Erstes ist hier sicher die Sprache zu nennen. Die Sprache ist die dominante kulturelle Struktur, die alle kognitiven Strukturen des sich entwickelnden Menschen durchdringt. Das gesamte Denken ist bei den meisten – wenn auch sicher nicht bei allen – Menschen primär sprachlich strukturiert.

Viele autistische Menschen berichten, dass sie primär in Bildern denken und diese nur bei kommunikativer Notwendigkeit in verbale Sprache übersetzen, was dann ein aufwendiger Prozess ist. Mir ist diese Form des Denkens aus eigener Erfahrung nicht bekannt – und wie alle anderen Menschen gehe ich von meinen eigenen Erfahrungen aus, wenn ich versuche, die Welt zu begreifen. Meine prägende Erfahrung des Denkens ist die des Umgangs mit Sprache. Aber auch für die Menschen, die primär visuell denken, ist die Muttersprache die einzige

Form, die eigenen kognitiven Inhalte mit anderen zu kommunizieren. Ob Sprache selber ähnlich wie Persönlichkeitseigenschaften wesentlich genetisch und damit neurobiologisch verankert ist, ist wissenschaftlich nicht abschließend geklärt. Gewichtige Argumente und Beobachtungen sprechen jedoch dafür, dass diese von Noam Chomsky vertretene These stimmt (Chomsky 1965). Unabhängig von der Frage, wie genau die Sprache im sprechenden Subjekt entstanden ist, ist sie sicher ein Werkzeug, das die Möglichkeiten des denkenden Menschen, über die Welt nachzusinnen, dramatisch erweitert. Ohne über das Werkzeug Sprache und Kommunikation zu verfügen, kann man es sich kaum vorstellen, dass die Menschen all die Erkenntnisse und Techniken erlernt und entwickelt hätten, die sie sich in den letzten Jahrtausenden de facto erworben haben.

Dennoch stellt die Sprache auch eine Einengung dar. Die sprechenden Subjekte werden im Prozess des Sprechenlernens auf eine Grammatik festgelegt, die ihr Denken über die Welt und das Selbst ein Leben lang prägen wird. Auch in Form der existierenden Begrifflichkeiten sind Festlegungen gegeben, die die Welt einengen und begrenzen. Dabei muss die Einengung eines Begriffs nicht zwingend in seiner exakten Definition liegen, wie es sich die Philosophen des Wiener Kreises wünschten (Carnap 2005; Stegmüller 1989). Es kann auch die Sitte des Sprechens sein, die alltägliche Art und Weise, wie Begriffe im alltäglichen Sprechen benutzt werden, wie sie funktionieren und was sie bewirken (Sprechakte), die ihre Bedeutung festlegen (Austin 1962). So oder so ist in Form der Sprache und des alltäglichen Sprechens eine kulturelle, durchdringende, strukturelle Eingrenzung aller kognitiven Prozesse des einzelnen Individuums gegeben, denen es sich nicht entziehen kann, sofern es spricht und in Sprache denkt.

Ferner ist auf das Wissen und die das Wissen generierende Wissenschaft hinzuweisen. Dieses wird an Schulen und Universitäten, über Medien und in der alltäglichen Kommunikation vermittelt. Es stellt ebenfalls zugleich eine Einengung und Erweiterung des Denkens dar. Dabei ist es unerheblich, ob das Wissen zutrifft oder nicht. Stellen wir uns einen Seefahrer des frühen Mittelalters vor, der zu wissen glaubte, die Erde sei eine Scheibe. Heute wissen wir, dass er darin irrte. Und dennoch hat er mit diesem vermeintlichen Wissen über seine Umwelt denkend operiert, sich das Meer räumlich wie eine Ebene vorgestellt und konnte mit diesem Modell operierend sich etwa das Mittelmeer und den Atlantik sinnvoll erschließen.

Auch Weltanschauungen und Religionen stellen wichtige solcher kulturellen Strukturen dar, die die natürliche Umwelt eines Subjekts bilden. Sie helfen oder hindern es, in seinem Leben mit Themen wie Tod, Leid, Sinn, Endlichkeit, Ungerechtigkeit, Krankheit, Unterdrückung, Ausgrenzung, Erfolg etc. umzugehen. Ähnliches gilt für politische und ideologische Gegebenheiten oder Überzeugungen. In Abbildung 3.1 sind einige der markantesten strukturellen Faktoren dargestellt, die den kognitiven Raum und Hintergrund eines Individuums repräsentieren (▶ Abb. 3.1). Denkend und in Abgrenzung oder in Übereinstimmung mit diesen Faktoren erschließt das Individuum zwingend seine Umwelt, konzeptualisiert sie und trifft Verhaltensentscheidungen.

Es geht an dieser Stelle nicht darum, in einer umfassenden psychologischen, philosophischen, soziologischen oder empirischen Art und Weise die detaillierte

Dynamik aufzuzeigen oder nachzuvollziehen, wie die einzelnen dieser kulturellen Strukturelemente das Denken, Entscheiden und Handeln von Individuen genau beeinflussen. Das würde den Rahmen dieses Textes sprengen. Vielmehr geht es darum zu erkennen, dass ähnlich wie bei den strukturell rigiden Einflussfaktoren in einer individuellen Entscheidungskonstellation *diesseits* der Grenze im Subjekt (Persönlichkeit, individuelle Werte, biografische Erfahrungen) im kulturell gesellschaftlichen Bereich *jenseits* der Grenze strukturell rigide Faktoren bestehen, die für das sich verhaltende Subjekt Denkräume erschließen und zugleich begrenzen.

In Bezug auf das kulturell kognitive Supersystem Sprache möchte ich zugespitzt formuliert darauf hinweisen, dass mit der Definition eines neuen Begriffs durch Abgrenzung von bestehenden Begriffen – zumindest bei manchen neuen Begriffen und Konzepten – der zuvor leere Raum begrifflich erschlossen wird und dadurch überhaupt erst aus dem Nichts geschaffen wird. Der alte Begriff, von dem sich der neue abgrenzt, hatte den leeren Raum bis zu eben dieser Grenze erschlossen, die er beschrieb, und ist damit die Basis für den neuen gewesen, auch wenn der neue den alten abgrenzend negiert. Dies ist eine wichtige Beobachtung!

> Kulturelle Strukturen (Sprache, Sitte, Tradition, Weltanschauung, Ideologie, Religion etc.) fungieren wie die Persönlichkeiten von Individuen. Sie sind rigide, starr, grenzen ein und schaffen neue Räume des mentalen und behavioralen Verhaltens.

3.2 Der Diskurs – die problematische Situation der Gesellschaft

Ebenso wie die Situation das Problem ist, das dem Individuum zur Bewältigung und Lösung vor die Füße geworfen wird, so ist dies der Diskurs für die Gesellschaft. So wie sich das Individuum in der problematischen Situation an der psychobiologischen Struktur seiner Persönlichkeit abarbeitet und sie bearbeitet – und sie trotz aller Rigidität mit Wahrscheinlich auch ein Stück weit ändert –, so bearbeitet die Gesellschaft im Diskurs ihre eigene problematische Struktur.

Ganz ähnlich, wie auf ein Individuum, das sich in einer bestimmten Situation seines Lebens mit einem bestimmten Thema auseinandersetzt, die verschiedensten Einflussfaktoren einwirken (▶ Abb. 2.3), ist dies auch im themenbezogenen, gesellschaftlichen Diskurs der Fall.

Exkurs 3.1: Das Ich und das Selbst der Gesellschaft

Aus der Perspektive des Zeitzeugen ist es nach meinem Empfinden interessant zu sehen, wie weitreichend tatsächlich die organisatorischen Parallelen zwischen dem Individuum und der Gesellschaft als Ganzes gesehen werden können. Beide sind lebendige Organismen. Da sich die Gesellschaft aus vielen Individuen zusammensetzt, mag es auch nicht einmal erstaunlich erscheinen, dass sich die individuellen Organisationsprinzipien eines menschlichen Organismus auch auf der Ebene der menschlichen Gesellschaften widerspiegeln.

Besonders interessant und offensichtlich wird dies dann, wenn die »heißen Themen« der Zeit wie z. B. aktuell die Diskurse zur Pandemie, Migrations- und Klimafrage betrachtet werden. Hier gilt es für fast alle Gesellschaften der Welt, sehr schwierige und komplexe Sachfragen zu bearbeiten und zu lösen.

Nun kann beobachtet werden, wie sich die Gesellschaften im Zusammenhang mit unterschiedlichen Lösungsentwürfen zu diesen Konflikten zunehmend polarisieren. D. h. es baut sich ein Zustand auf, den man auf individueller Ebene bei einem einzelnen Menschen als Psychiater am ehesten als Anspannungszustand bezeichnen würde (▶ Abb. 2.4, ▶ Abb. 3.1). Dies kann auch daran abgelesen werden, dass in der problematischen Situation der Gesellschaft, dem Diskus, die Emotionen hochkochen. Dies führt wiederum dazu, dass die ganze Aufmerksamkeit des »Organismus Gesellschaft« wie beim einzelnen Individuum auf das Sachthema fokussiert wird. Dass starke Emotionen die Aufmerksamkeit des Individuums sehr stark auf das Objekt der Emotionalisierung lenken, wird eine alltägliche Erfahrung jedes Lesers sein. Der evolutionsbiologische Nutzen dieses Mechanismus ist unmittelbar klar, wenn Emotionen als präanalytische Erkenntnisse begriffen werden. Denn Emotionen bedeuten für das Individuum höchste Relevanz in Bezug auf die basalen Triebe (Leben, Überleben, Fortpflanzung und bei Menschen zusätzlich Transzendenz). Angst, Furcht, Hass und Ekel spielen eine große Rolle bei allen Diskursteilnehmern; Konfliktkommunikation und Ausgrenzung kann in alle und aus allen Richtungen beobachtet werden.

Es soll an dieser Stelle nicht um eine Positionierung in diesen gesellschaftlichen Großkonflikten gehen. Das würde die Aussageabsicht nicht nur dieses Textes, sondern des gesamtes Buches verdecken und überlagern. Es geht vielmehr darum zu verstehen, welche Einflussfaktoren auf den Prozess der individuellen wie gesellschaftlichen Entscheidungsfindung erkannt werden können und wie diese funktionieren.

Verweilt man mit dieser Zielsetzung einen Augenblick beim Vergleich zwischen Individuum und Gesellschaft (Abb. 2.2 bis Abb. 3.1), stellt sich die Frage, welche Instanz die Rolle der Ich-Funktionen der Gesellschaft übernimmt? Welcher Teil der komplexen und vielfältigen soziologischen Strukturen, die in einer Gesellschaft zu beobachten sind, übernehmen die Ich-Funktionen dieses komplexen lebendigen Organismus in Analogie zum Ich eines Individuums? Kann auch auf gesellschaftlicher Ebene von einem Ich der Gesellschaft, einem Selbstbild, einer Selbsterfahrung und einem Selbstwert gesprochen werden (▶ Exkurs 1.1)?

Ich denke, auch hier kann wieder eine Parallelität identifiziert werden, die wahrscheinlich darin begründet liegt, dass sich die Organisationsprinzipien des individuellen Organismus auf die aus vielen Individuen bestehende Gesellschaft übertragen. In diesem Zusammenhang kann der mediale Komplex als die Struktur identifiziert werden, welche die Ich-Funktionen im gesellschaftlichen Diskurs übernimmt. Die mediale Öffentlichkeit übernimmt die Bewusstseinsfunktion insofern, als dass bestimmte Themen in den Fokus der Aufmerksamkeit gehoben und andere Themen ignoriert werden. Sie wägt die Handlungsoptionen ab, diskutiert Wertefragen, erwägt die Rolle von Grundüberzeugungen, weltanschaulichen Fragen usw. Der durch die mediale Öffentlichkeit vermittelte Diskurs z. B. zu den o. g. heißen Themen der Zeit übernimmt genau die Funktionen, die bei einer individuellen freien Entscheidung als Abwägen und Bewerten von Handlungsoptionen und Generieren von Zukunftsprojektionen und Handlungsalternativen beschrieben werden kann.

Wie die Ich-Funktionen im individuellen Körper psychobiologisch realisiert sind, ohne dass die diesbezügliche Neurobiologie aktuell im Detail klar verstanden ist, so haben auch die gesellschaftlichen »Ich-Funktionen« ein soziologisches bzw. technisches Substrat. Für die psychobiologischen Ich-Funktionen des Individuums können hier diejenigen neurobiologischen Netzwerke und Systeme als ausschlaggebend identifiziert werden, die den Prozessen der Aufmerksamkeitssteuerung und des Bewusstseins unterliegen. Diese psychobiologischen Strukturen organisieren den »Crosstalk«, die Kommunikation, zwischen den einzelnen separaten neurobiologischen Partikularnetzwerken.

Und ganz analog sind es auf gesellschaftlicher Ebene die soziologischen bzw. technischen Faktoren, die die Verknüpfung und Kommunikation zwischen den einzelnen Menschen und Gruppen organisieren, die als Substrat der gesellschaftlichen Ich-Funktionen begriffen werden können. Hier ist an erster Stelle an die Medien zu denken: Texte, Bücher, Zeitungen, Filme, Kunst, Radio, TV, Internet etc. Der mediale Komplex der gesellschaftlichen Systeme kann also als psychobiologische Ich-Struktur auf gesellschaftlicher Ebene identifiziert werden. Dass hier in Form der funktionellen Relevanz des Internets grundlegende Veränderungsprozesse im Gange sind, ist offensichtlich. Das bedeutet, dass die Ich-Funktionen in den Gesellschaften der Welt durch die Einführung der Internet-basierten Kommunikation aktuell in einem umfassenden Wandel begriffen sind. Wie weitreichend und schnell sich die Details der alltäglichen Kommunikation zwischen den Individuen einer Gesellschaft aktuell ändern, kann jeder am eigenen Leibe erfahren, der ein Smartphone besitzt oder einen Internetzugang nutzt. Was dies für die »Ich-Funktionen« der sich aktuell wandelnden und zukünftigen Gesellschaften unserer Welt bedeutet, ist dagegen noch offen.

Als das Selbst des Individuums wurde im Exkurs 1.1 das inhaltliche Ergebnis dieser Erkenntnisbildung im Hinblick auf Eigenschaften, Stärken, Schwächen und die Werthaftigkeit des eigenen Körpers beschrieben (▶ Exkurs 1.1).

Selbst, Selbstbild und Selbstwertgefühl sind damit auf individueller Ebene eng miteinander verknüpft und beziehen sich auf die Erfahrungen mit dem eigenen Körper, insbesondere im Hinblick auf freie Willenshandlungen.

Ganz ähnlich kann dies auf gesamtgesellschaftlicher Ebene gedeutet werden. Das gesellschaftliche Selbst wäre damit die Summe der Erfahrungen und Meinungen, nicht nur, aber insbesondere der medialen Öffentlichkeit im Hinblick auf Eigenschaften, Stärken, Schwächen, historische Begebenheiten und Entwicklungen und der Werthaftigkeit der eigenen Gesellschaft.

Themen mit großer triebhafter Relevanz rufen die stärksten gesellschaftlichen Emotionen hervor, ziehen damit die meiste gesellschaftliche Aufmerksamkeit auf sich und werden am intensivsten bearbeitet.

Themen, die im Sinne dieses Verständnisses zum vegetativ triebhaften Themenkomplex gehören, sind das Wetter oder andere Umweltthemen wie der Klimawandel oder Naturkatastrophen. Hier geht es um die Homöostase der Ökologie, die durch den Klimawandel bedroht wird. Themenkomplexe, die den animalischen Trieben zuzuordnen sind, repräsentieren die Klassiker des medialen Alltags wie z. B. Sexualität, territoriales Triebverhalten oder Themen wie soziale Dominanz und Hierarchieverhalten. Die klassisch transzendenten Themen wie Kunst, Philosophie, Lyrik oder Religion sind im medialen Alltag eher im Feuilleton zu finden. Themen, die die eigene Gesundheit und den Tod implizieren, betreffen alle Triebbereiche und insbesondere den fundamentalen kosmischen Trieb, das Streben nach Leben, Überleben und der Weitergabe des Lebens. Somit wird verständlich, dass die weltweite aktuelle Corona-Krise kulturübergreifend auf fast ununterscheidbare Art und Weise die Kommunikation aller Gesellschaften der Erde dominiert, die durch die gesellschaftliche Ich-Struktur des Internets erschlossen sind.

Die Bewusstseins- und Ich-Funktionen der Gesellschaft werden in erster Linie durch die mediale Öffentlichkeit repräsentiert (▶ Exkurs 3.1). Ergeben sich Konflikte zwischen situativen Verhaltenszielen und strukturellen Besonderheiten der Gesellschaft (Werte, Traditionen, Grundüberzeugungen, religiöse Vorstellungen, säkulare Glaubenssätze etc.) führt dies zwangsläufig zu einer intensiven Bearbeitung des diskursiven Themas, weil letztere als rigide Strukturen nicht ohne weiteres überwunden werden können. So wie jede konfliktbeladene situative Problemlösung mit Wahrscheinlich ein Stück weit auch zu einer Veränderung der eigenen individuellen Persönlichkeitsstruktur führt – trotz der unbestrittenen Rigidität, die Persönlichkeiten grundsätzlich aufweisen –, so führt jede diskursive Konfliktlösung innerhalb einer Gesellschaft ebenfalls zu einer gewissen Änderung der betreffenden gesellschaftlichen Struktur.

So wie sich im situativen Konflikt das Individuum an seiner Persönlichkeitsstruktur abarbeitet und diese in der gelungenen Konfliktlösung ein Stück weit verändert, so ist dies für den problematischen gesellschaftlichen Diskurs und die Struktur der Gesellschaft (Kultur) der Fall.

3.3   Krieg und Frieden – die Zustände der Gesellschaft

Der Begriff Gesellschaft beschreibt eine Gruppe von Menschen oder Tieren, die in ihrem alltäglichen Handeln aufeinander bezogen sind und zumindest in Teilbereichen ihres Verhaltens wesentlich dadurch geprägt sind, dass sie Mitglieder dieser Großgruppe von Individuen sind.

Ein klassisches Beispiel wäre eine Sprachgruppe. Alle sprechenden Individuen, die eine Sprache benutzen, sind dadurch in ihrem Denken und Handeln ganz wesentlich geprägt. Dabei schafft die Sprache als kulturelle Struktur im oben entwickelten Sinne Denkräume, die ohne die Sprache gar nicht erschlossen wären. Zu diesen strukturellen Besonderheiten der Sprache gehören nicht nur die Begriffe der Sprache (Semantik, Lexikon), sondern auch die Sprachregeln (Grammatik) und die alltäglichen Sprechweisen (Pragmatik und Sprechakte). Gleichzeitig prägen und entwickeln die Teilnehmer der Sprachgesellschaft die Sprache auch durch die Art und Weise, wie sie sie nutzen. Das alltägliche Sprechen der Sprecher wirkt also auf die Sprache als Ganzes zurück.

Andere gesellschaftsdefinierende Prinzipien können die der Verwandtschaft sein (Familie), der Zeitgenossenschaft (Generation) oder des räumlichen Lebensmittelpunkts (Bevölkerung). Der Begriff der Nation bezieht sich meist auf oft unklare Mischungen genetisch, sprachlich, kulturell oder politisch definierter Gruppen. Hier soll es nicht um die soziologische Erörterung des Begriffs Gesellschaft gehen, sondern um die Beobachtung, dass der gesellschaftliche Diskurs, wie er oben als das Problem auf Großgruppenebene beschrieben wurde, ähnlich wie der individuelle Entscheidungsprozess durch bestimmte (krankhafte) Zustände systematisch moduliert werden kann. Einige solcher Zustände, bei denen Parallelen zwischen der individuellen und der gesellschaftlichen Ebene leicht erkennbar sind, sind die des Kriegs, des Bürgerkriegs sowie des friedlich prosperierenden Booms und der Revolution (▶ Abb. 3.1).

Der Krieg auf gesellschaftlicher Ebene kann mit dem Nachbarschaftskonflikt auf individueller Ebene verglichen werden. In Kapitel 2 wurde illustriert, wie der Nachbarschaftskonflikt alle kognitiven Funktionen betroffener Menschen auf typische und musterhafte Art und Weise einengt (▶ Exkurs 2.2).

Beim klassischen Nachbarschaftskonflikt sind die Wahrnehmung und das Denken auf für Psychotherapeuten und Psychiater leicht erkennbare Art und Weise typisch modifiziert. Der »wunde Topos«, der böse Nachbar, wird zum alles bestimmenden Thema des alltäglichen Denkens. Jede noch so unbedeutende Verhaltensweise des Nachbarn wird wahrgenommen, intensiv bedacht und bearbeitet, meist auf paranoide Art und Weise ausgedeutet und als Bedrohung des eigenen Lebensraums interpretiert. Die Emotionen fliegen hoch und sind geprägt von Angst, Hass, Abscheu und Ekel und die Kommunikation ist typischerweise völlig bar jeder Perspektivenübernahme oder Empathie, feindselig und laut. Die Entscheidungen im Hinblick auf nachbarschaftliches Verhalten sind impulsiv und die Handlungen aggressiv.

Diese Charakteristika treffen weitestgehend in völlig analoger Art und Weise auf den gesellschaftlichen Diskurs in Zeiten des Kriegs und Bürgerkriegs zu.

Als Beispiele können x-beliebige Konflikte zwischen Ländern oder politischen Gebilden betrachtet werden. Ähnlich wie bei den Nachbarschaftskonflikten geht es dabei immer natürlich auch um Sachfragen. Aber ebenfalls ähnlich, wie es bei den Nachbarschaftskonflikten den beiden streitenden Nachbarn kaum möglich ist zu erkennen, dass es sich in wesentlichen Teilen der Auseinandersetzung um eine typische Konfliktkommunikation handelt und die Sachfrage in Wirklichkeit oft eine Marginalie ist, so ist dies auch für die Akteure in der Konfliktkommunikation zwischen bzw. innerhalb von Gesellschaften der Fall. Das Extrem dieser gesellschaftlichen Konfliktkommunikation ist der Krieg. Ganz ähnlich wie beim vom Nachbarschaftskonflikt besessenen Individuum gibt es im gesellschaftlichen Diskurs in Kriegszeiten kaum ein anderes Thema als den Kriegsgegner. Wagen Außenstehende es, die wahnhaft verzerrte Sichtweise eines der beiden Konfliktpartner zu hinterfragen, werden sie voller Wut und Emotion angegriffen und bekämpft.

Der denkbare evolutionäre Gewinn dieser Verhaltensschablonen liegt auf der Hand. Für den Kampf in der Situation des Überlebenskampfs müssen alle Ressourcen mobilisiert werden. Die Perspektive der anderen Seite zu erwägen würde hier nur zu einer Schwächung der Motivation im Kampfe führen.

Die Verhaltensimpulse können aus der Perspektive der triebmotivierten Verhaltensweisen am ehesten den animalischen Trieben im Hinblick auf Aspekte wie Fortpflanzung und Territorialverhalten zugeordnet werden. Ob diese Verhaltensmuster tatsächlich einer übergeordneten Vernunft entsprechen, wird von der Weltliteratur in Frage gestellt, seit es sie gibt. Erste Dramen, die diese Dynamik gesellschaftlicher Diskurse in ihrer heute noch gültigen Musterhaftigkeit ebenso unterhaltsam wie dramatisch darstellen, sind Beschreibungen des Archetypus des abendländischen Krieges in ihrer antiken (Homer 1986) wie modernen Variante (Wolf 2011). Insbesondere Christa Wolf schildert anschaulich, wie die hier herausgearbeitete gesellschaftliche Konfliktkommunikation in einer antiken Stadtgesellschaft den Wahrnehmungs-, Deutungs- und Handlungsspielraum zunehmend einengt, was mit tragischer Unausweichlichkeit zur Katastrophe der eigenen Vernichtung führt.

So wie der Krieg auf gesellschaftlich diskursiver Ebene als Analogon zum individuellen Nachbarschaftskonflikt gedeutet werden kann, ist dies für den Bürgerkrieg auf gesellschaftlich diskursiver und den Rosenkrieg auf individuell kognitiver Ebene der Fall. Ehemals in Zuneigung einander verbundene Personen oder gesellschaftliche Gruppen geraten über meist benennbare Konflikte auf Sachebene zunehmend in eine globale Konfliktkonstellation. Die sich daraus entspinnende in ihrer Musterhaftigkeit für Außenstehende gut erkennbare, völlig stereotype Konfliktkommunikation engt die Räume ehemals viel differenzierterer Wahrnehmung, Emotionalität, Interpretation, Abwägung sowie die ursprünglich noch vorhandene Fähigkeit zur Perspektivübernahme und Empathie dermaßen ein, dass sämtliche kognitive Prozesse so weitgehend an Freiheit und Pragmatik verlieren, dass sie vorhersagbar und unfrei werden, ohne dass sich die »psychobiologische Hardware« in Form der handelnden und kommunizierenden Akteure oder ihre Struktur/Kultur erkennbar geändert hätte. Solche Phänomene können überzeugend als gesellschaftliche Zustände in Analogie zu individuellen Krankheiten oder Störungsbildern im Bereich der Psychiatrie gedeutet werden.

Auch in der Rosenkriegskonstellation des gesellschaftlichen Diskurses arbeitet die Gesellschaft sich diskursiv, wahrnehmend, deutend, entscheidend und handelnd an der eigenen Struktur ab. Nur befindet sich das kommunikative Konfliktgegenüber nicht außerhalb der gesellschaftlichen Gruppe, wie bei der Kriegskommunikation (»out-group aggression«), sondern innerhalb der Gruppe (»in-group aggression«). Ebenso wie im individuellen Setting das Selbstbild den von den psychobiologischen Ich-Funktionen getragenen Entscheidungsprozess im Sinne einer strukturellen Besonderheit als psychobiologisch starre, träge Komponente mitprägt, gleichzeitig aber auch durch den Entscheidungsprozess beeinflusst und moduliert wird, ist dies für das gesellschaftliche Selbstbild in Form der bewussten kulturellen Selbstzuschreibungen (Gruppenidentität) der Fall.

Während das Ringen um Freiheit in der gesellschaftlichen Konfliktkommunikation das zukünftige Selbstbild der Gesellschaft moduliert, kann die Revolution als Phänomen verstanden werden, welches die Ich-Funktionen verändert. Denn eine Revolution krempelt, wie der Begriff schon sagt, die gesamte Gesellschaft um, ordnet Machtstrukturen neu und gibt sich insbesondere neue kommunikative Strukturen. Alle historischen Beispiele von Revolutionen zeigen dabei, dass der medialen Kontrolle des öffentlichen Diskurses in diesem Zusammenhang eine zentrale Rolle zukommt. Für den Erfahrungsraum in Mitteleuropa sind dabei die Gleichschaltungsprozesse im sog. Dritten Reich nach der Machtergreifung des nationalsozialistischen Regimes ein erschütterndes Beispiel dafür, wie die Ich-Funktionen der Gesellschaft, der Apparat, der das öffentlich zugängliche Bewusstsein kontrolliert, in kürzester Zeit tiefgreifenden, radikalen und gewaltsamen Veränderungen unterworfen wurde, mit sehr weitreichenden Auswirkungen auf sämtliche Funktionen des politisch-gesellschaftlichen Körpers.

So wie medizinische Zustände die strukturellen Besonderheiten einer Person und deren Entscheidungskompetenz in der Situation systematisch beeinflussen, ist dies auch bei gesellschaftlichen Zuständen wie Krieg, Bürgerkrieg oder Revolutionen der Fall. Krieg und Bürgerkrieg stellen gesellschaftliche Zustände dar, in denen die mehr oder weniger freie gesellschaftliche Grundstruktur in Form der typischen und stereotypen Konfliktkommunikation nach außen oder innen in charakteristischer Art und Weise eingeengt wird. Die Ergebnisse der diskursiven Entscheidungsprozesse prägen das gesellschaftliche kulturelle Selbstbild der Zukunft. In der Revolution werden darüber hinaus die »Ich-Funktionen der Gesellschaft« oder die »Hardware des Diskurses« auf grundlegende Art und Weise neu aufgestellt.

3.4 Grenzen und Fundamente des inkulturierten freien Raums

In diesem abschließenden Abschnitt des dritten Kapitels möchte ich noch einmal auf die zentrale Bedeutung der strukturellen Beschaffenheit des kulturellen Raums für das Phänomen Freiheit hinweisen.

Auf individueller wie auf gesellschaftlicher Ebene kann Freiheit immer nur als »Freiheit wovon« und/oder »Freiheit wozu« verstanden werden. Das »Wovon der Freiheit« wird dabei auf gesellschaftlicher wie individueller Ebene immer ein Stück weit durch das Gegebene, das Vorhandene, durch die positive Struktur repräsentiert. Dies sind auf individueller Ebene in klassischer Form die Persönlichkeitseigenschaften sowie kognitive Phänomene wie etwa Wissen, Theorien, Grundannahmen zur Funktionalität der Umwelt, Glaubenssätze und in ihrer negativen Version auch Vorurteile. Im »Wozu der Freiheit« finden sich die Ziele denkbaren Verhaltens wieder, die Alternativen, die neuen Theorien, die neuen Sichtweisen, das neue Wissen, differenziertere Grundannahmen zur Funktionalität der Umwelt. Diese neuen Sichtweisen, die neuen Erkenntnisse, die Verhaltensalternativen werden aber überhaupt nur dadurch zu neuen Sichtweisen, weil es die alten gibt. Die Alternative braucht einen strukturellen Ausgangspunkt, zu dem sie überhaupt erst zur Alternative werden kann. Erst durch die Alternative entsteht die Freiheit. Die Alternative alleine kann jedoch auch keine Freiheit generieren, sie braucht den Ausgangspunkt – die Alternative zur Alternative – um den Raum aufspannen zu können, in dem Freiheit in diesem Prozess der Entwicklung von Alternativen überhaupt erst entsteht. Außerhalb dieses Raumes der denkbaren Verhaltensalternativen macht der Freiheitsbegriff gar keinen Sinn, er wird zum philanthropischen Credo oder zum moralischen Kampfbegriff.

Dies ist der Grund dafür, dass Freiheit als biologisches Phänomen ein Phänomen der Grenze ist. Auf individueller Ebene repräsentiert Freiheit die Auseinandersetzung des Individuums mit den strukturellen Gegebenheiten seines Körpers in einer problematischen Situation. Auf gesellschaftlicher Ebene repräsentiert Freiheit die Auseinandersetzung der sozialen Großgruppe mit ihren strukturellen Gegebenheiten – die unter dem Begriff Kultur zusammengefasst werden können – in einem problematischen Diskurs.

Auf beiden Ebenen – der individuellen wie der gesellschaftlichen – spielen die vorhandenen strukturellen Gegebenheiten eine große Rolle im Hinblick auf die Frage, wie der Raum der Freiheit konkret ausgestaltet ist. Die vorhandenen strukturellen Gegebenheiten repräsentieren die Grenzen des Erreichten – sowohl ontogenetisch aus der Sicht des Individuums als auch phylogenetisch aus der Perspektive der Art. Denn Freiheit ist sowohl aus individuell biographischer Perspektive als auch aus evolutionsbiologischer Sichtweise eine Errungenschaft (TvE 2015). Und auch aus gesellschaftlicher Perspektive repräsentieren Sprache, Weltwissen, Kultur und Religion (in ihrer klassischen wie in ihrer säkularen Variante) die gegebenen Strukturen und damit die aktuelle Grenze des Erreichten, von dem aus sich gesellschaftliche Entwicklungsperspektiven abheben. Die neuen Entwicklungen in einer Gesellschaft heben sich immer von dem Gegebenen ab und beziehen sich damit auf das Gegebene. Aus dem luftleeren Raum entstehen keine Alternative.

Damit wird der Raum der Freiheit als Bereich zwischen dem Gegebenen und den sich darauf beziehenden Alternativen oder Neuerungen wesentlich durch das Gegebene definiert. Auch die Bekämpfung des Gegebenen etwa in revolutionären gesellschaftlichen Prozessen ist entscheidend von der Art und Natur des Gegebenen bestimmt. Denn das Ziel der revolutionären Bewegung ist zwangsläufig ein »weg vom« Gegebenen. Damit bestimmt das Gegebene nicht ausschließlich, aber ganz wesentlich den Bewegungsimpuls revolutionärer gesellschaftlicher Prozesse.

Betrachten wir zur Verdeutlichung des Gemeinten zunächst den individuellen Prozess, einen einzelnen Menschen und seine Verhaltens- und Entwicklungsmöglichkeiten. Dazu sei das Beispiel eines Menschen betrachtet, der an einer schweren Form einer ADHS (Aufmerksamkeitsdefizithyperaktivitäts-Syndrom) leidet und insofern extrem impulsiv ist. Die Impulsivität ist als strukturelle Gegebenheit zu verstehen, die es ihm erschwert, sich in Streitsituationen zu beherrschen. Der Raum der Freiheit eines solchen Menschen, z. B. im Rahmen eines Partnerschaftskonflikts, ist beeinträchtigt und es wird ihm im Vergleich zu einem Menschen, der ängstlich-vermeidend strukturiert ist, sicher deutlich schwerer fallen, nicht ausfallend zu werden. Nun seien zwei ähnliche Menschen mit ADHS betrachtet, von denen der eine überdurchschnittliche, der zweite eine deutlich unterdurchschnittliche Intelligenz aufweist. Ersterer wird im Vergleich zum zweiten eher dazu in der Lage sein, die problematischen und für ihn gefährlichen Situationen schon im Vorfeld zu erkennen und sich funktionierende Kompensationsstrategien auszudenken. Auch die allgemeine Intelligenz ist als psychobiologischer Strukturfaktor zu begreifen. Natürlich wird der denkbare und realistische Verhaltensraum der beiden Menschen in Streitsituationen durch ihre strukturellen Besonderheiten (ADHS, IQ) entscheidend mitgeprägt. Ebenso spielen jedoch auch Grundüberzeugungen, Einstellungen zu Gewalt, moralische Vorstellungen usw. eine Rolle, die als gewordene strukturelle Gegebenheiten begriffen werden müssen, da sie nicht situativ generiert werden, sondern als träge und sehr stabile Phänomene die Psychobiologie der Menschen repräsentieren. Der Raum freier Verhaltensoptionen wird also ganz entscheidend durch solche strukturellen Faktoren gebildet (► Abb. 2.2).

Ganz ähnlich kann die Psychodynamik in der problematischen Situation der Gesellschaft, dem heißen Diskurs, analysiert werden. Denn die oben genannten erworbenen, stabilen individuellen Faktoren wie Sprache, Weltwissen, Grundüberzeugungen, profane oder religiöse Normen und Werte, moralische und politische Vorstellungen, internalisierte Sitten und Gebräuche können zwar als individuelle Strukturen begriffen werden, sind aber gleichermaßen auf kollektiver Ebene als gesellschaftliche Phänomene, als Sprache des Gemeinwesens, als gesellschaftlich verankertes Weltwissen, gesellschaftliche Werte, Normen, Sitten, Gebräuche, religiöse und profane Weltanschauungen und Grundüberzeugungen gegeben. Sie werden dem Individuum in seiner biographischen Entwicklung, in seinem Aufwachsen in einer Gesellschaft, angetragen, beigebracht, eingeschrieben und manchmal auch eingetrichtert. Sie erwachsen nicht aus dem Nichts, sondern sind Ergebnis des Lebens eines Individuums in einem kulturellen Raum. Kulturelle Strukturen sind zwar veränderbar, jedoch träge und rigide. Insofern ähneln sie den Persönlichkeitsstrukturen eines Individuums, die grundsätzlich rigide sind, jedoch im Prozess der Kompensation und freien Auseinandersetzung des Individuums mit seinen Strukturen in einem gewissen Sinne über längere Zeit auch überformt werden können.

Die geschichtliche Entwicklung einer Kultur in einem Raum zu einer bestimmten Zeit stellt also die im aktuellen Diskurs dieser Gesellschaft gegebene Struktur dar. Diese Struktur zu einem bestimmten Zeitpunkt kann als das Substrat des Konservativen verstanden werden, dasjenige, auf das sich der bewahrende Impuls der konservativen Dynamik bezieht (▶ Exkurs 3.2). Vor dem Hintergrund dieser Analyse lässt sich gut verstehen, wieso sich innerhalb einer Gesellschaft die konservativen Elemente immer eher aus den Gruppierungen speisen, die den Status quo repräsentieren, denen es in dieser Gesellschaft gut geht, und die daher mit hoher Wahrscheinlichkeit mit dem Status quo eher zufrieden sind. So scheint es in der menschlichen Natur zu liegen, dass diejenigen gesellschaftlichen Akteure, die von der etablierten Struktur profitieren, diese bewahren wollen. Konservativismus impliziert Akzeptanz des Gegebenen.

Exkurs 3.2: Genetik, Individuum und Gesellschaft zwischen konservativem Grundprinzip und progressiver Detailvariation – das Yin und Yang des Lebens[9]

Es gehört zu den Prinzipien der hier entwickelten Sichtweise auf die verschiedenen Lebensphänomene, dass dem Wesen nach nicht zwischen der biologischen und der geistigen Welt unterschieden wird. Vielmehr wird die Interpretation vertreten, dass sich der Raum des Geistigen aus der Sphäre des Lebendigen erhebt, je komplexer die Körper der Lebewesen werden, die damit Freiheit ermöglichen.

Wenn dem so ist, ist zu erwarten, dass sich grundlegende Struktur- und Organisationsprinzipen der Körper der Lebewesen auch in der Welt des Geistigen wiederfinden. Dies scheint nach meiner Sichtweise für die grundlegenden Organisationsprinzipien des Konservativismus und des Progressiven tatsächlich so zu sein.

Genetisch ist bekannt, dass die Erbinformation der Lebewesen auf der Erde in Form der DNA-Sequenzen auf Chromosomen repräsentiert wird. Innerhalb eines DNA-Strangs gibt es sog. Exons und Introns. Exons heißen die Bereiche eines Chromosoms, die für die Synthese bestimmter Eiweißmoleküle kodieren. Als Introns bezeichnet man solche DNA-Abschnitte, die dies nicht tun und andere heute noch weitgehend unbekannte Funktionen haben. Innerhalb der Exons werden DNA-Abschnitte identifiziert, die für ein bestimmtes Protein kodieren. Diese werden Gen genannt. Innerhalb eines Gens wird die Reihenfolge der Basensequenzen Adenin (A), Guanin (G), Cytosin (C)

---

9 Teile dieses Textes basieren auf TvE 2017, S. 135–137.

und Thymin (T) bei der Ablesung (Transkription) zunächst in eine entsprechende RNA-Sequenz übersetzt und dann bei der Ablesung der RNA (Translation) in eine definierte Aminosäure übersetzt, die dann verknüpft werden und damit Proteine, die Wirkstoffe der Zellen, bilden. Insgesamt kodieren sog. Basentripletts von drei aufeinander folgenden Basen (AAT, GCT, ACT etc.) jeweils für bestimmte Aminosäuren.

Die Replikation kann auf zellulärer Ebene als basaler Mechanismus der Weitergabe des Lebens betrachtet werden. Dabei ist ein Grundprinzip der Vererbung ein fundamentaler Konservativismus. Das bedeutet, dass prinzipiell am Alten festgehalten wird und die DNA der Elterngeneration überwiegend originalgetreu kopiert und an die Tochtergeneration weitergegeben wird. Die Nützlichkeit dieses Prinzips ist einleuchtend, da ein zu schneller Wandel einzelner Proteine die Gefahr beinhalten würde, dass grundlegende Lebensfunktionen gestört würden. Dabei ist bemerkenswert, dass einige Gene dahingehend als besonders konservativ identifiziert werden, dass hier nie Variationen zu beobachten sind. Dies scheint darin begründet zu sein, dass Änderungen dieser »konservativen Gene« wahrscheinlich zu einem raschen Absterben der Zellen bzw. Lebewesen führen, da sie für fundamental wichtige Stoffwechselprozesse kodieren.

Gleichzeitig beruht die genetische Vererbung auf dem Prinzip des Wandels und der Anpassung. Denn es kommt bei der Replikation zu Ungenauigkeiten im Kopierprozess. Empirischen Forschungen zufolge unterscheiden sich zwei menschliche Chromosomen in der Allgemeinbevölkerung im Durchschnitt an etwa 0,1% der Stellen voneinander (Consortium 2005). Dieser Wandel und diese Varianz des Genoms ist aus theoretischer Perspektive die Voraussetzung dafür, dass es überhaupt Anpassungsprozesse der Lebewesen an eine sich ändernde Umwelt geben kann. Denn im Falle einer absoluten Umsetzung des konservativen Prinzips im Bereich des Genotyps könnte es auch im Bereich des Phänotyps (der beobachtbaren einzelnen Körper) nicht zu der Vielfalt kommen, die empirisch beobachtet werden kann und notwendig ist, um die Anpassungsfähigkeit der Art an wechselnde Umweltverhältnisse zu gewährleisten.

Die verschiedenen Mechanismen zur Entstehung genetischer Varianz (Punktmutationen, größere strukturelle Variationen von Chromosomen, Chromosomenaberationen) können nun sowohl physiologisch als auch pathologisch gedeutet werden.

Will man diesen Mechanismus pathologisch deuten, würde man auf die Tatsache abheben, dass die Kopie nicht 100-prozentig dem Original entspricht. Die fehlende Originaltreue hat Konsequenzen, dann nämlich, wenn der entsprechende DNA-Abschnitt des Gens abgelesen wird und die Änderung der Basensequenz dazu führt, dass bei der dann folgenden Proteinsynthese neue Eiweißmoleküle eingebaut werden. Ob das so entstehende neue Protein nur diskret oder grundlegend andere Funktionen aufweist oder sich fast identisch zu der originalen Variante verhält, muss sich im Einzelfallexperiment, im Leben des betroffenen Individuums, zeigen.

Bei umfassender Analyse müssen genetische Variationen eher als physiologische Phänomene gedeutet werden. Denn sie repräsentieren die Würfel der Evolution, die sicherstellen, dass es auf individueller Ebene neben dem konservativen Grundprinzip genügend progressive Detailvariation gibt, Varianz und Vielfalt, die es überhaupt ermöglicht, dass sich eine Art von Lebewesen erfolgreich an die wechselnden Umwelten anpassen kann.

Wie sieht es auf der *Ebene des Individuums* aus. Die Summe der strukturellen Besonderheiten einer Person, ihre Persönlichkeit, ihr So-Sein, können leicht als das konservative Element identifiziert werden. Persönlichkeitsstrukturen sind starr, konservativ, beharren auf dem Gehabten, drängen auf das Beibehalten von Routinen, Stereotypien, etablierten Verhaltensmustern. Das Vorteilige des konservativen Elements aus der Sicht des Psychischen kann darin gesehen werden, dass es für eine Akzeptanz des So-Seins und eine Stabilität der Persönlichkeit durch Bewahren der etablierten Struktur sorgt. Das Nachteilige kann in der damit verbundenen Rigidität, der geringen Änderungsbereitschaft, dem Beharren auf alten Strukturen in einer sich möglicherweise ändernden Umgebung gesehen werden.

Aus der Perspektive der in Tabelle 2.2 vorgestellten, großen fünf Persönlichkeitseigenschaften scheinen »konservative Charaktere« eher weniger offen, gewissenhafter, introvertierter, eher autonom und damit weniger verträglich und weniger neurotisch zu sein (► Tab. 2.2). Aus der Sicht der Persönlichkeitscluster sehe ich sie eher im Cluster A und C.

Das progressive Element der Psyche des Individuums steht dem konservativen entgegen. Das Progressive repräsentiert die Alternative zum Konservativen und spannt dadurch überhaupt erst den Raum der Freiheit auf. Gerade im Antagonismus zwischen der progressiven Alternative und dem konservativen Festhalten an der Struktur, an altbekannten Verhaltensmustern, entstehen die Verhaltensalternativen, die nach dem hier erarbeiteten Verständnis von Freiheit eine der Grundvoraussetzungen für freies Verhalten sind.

Ohne das Progressive gäbe es keine Freiheit, weil ein Abheben des Verhaltens von der Routine des Konservativen gar nicht möglich wäre. Ohne das Konservative gäbe es auch keine Freiheit, weil das Progressive nichts hätte, von dem es sich abheben könnte. Konservatives Grundprinzip und progressive Detailvariation spiegeln sich nach dieser Deutung also auch auf der Ebene individueller Verhaltensorganisation wider.

Das Positive des progressiven Elements aus der Sicht des Psychischen kann darin gesehen werden, dass es Voraussetzung für eine Veränderung des So-Seins ist und garantiert, dass sich Verhalten ändern kann. Es erhöht damit die Anpassungsfähigkeit. Das Negative kann in der damit verbundenen größeren Instabilität und geringeren Verlässlichkeit gesehen werden.

Aus der Perspektive der großen fünf Persönlichkeitseigenschaften scheinen »progressive Charaktere« eher offen, weniger gewissenhaft, extrovertierter, eher konsensorientiert und damit verträglicher und neurotischer zu sein (► Tab. 2.2). Aus der Sicht der Persönlichkeitscluster verorte ich sie eher im Cluster B.

An dieser Stelle sei betont, dass die hier vorgenommene Einteilung in konservative und progressive Muster nicht mit parteipolitischen Positionierungen unserer Zeit übereinstimmt. So können konservative Strukturen in Parteien identifiziert werden, die sich selber als progressiv einstufen würden und umgekehrt.

Schlussendlich meine ich, diese Strukturprinzipien auch auf *gesellschaftlicher Ebene* erkennen zu können. Hier sind die Parallelen zu den Mustern auf individueller Ebene offensichtlich. Das konservative Prinzip will das Beharren, die Erhaltung des Status Quo, die Bewahrung der Struktur, Sicherheit und Beständigkeit des Gegebenen, während das progressive Prinzip für veränderte Verhaltensformen, Verhaltensalternativen und Anpassung an Neues steht. Auch hier muss darauf hingewiesen werden, dass diese Klassifikation nach der intentionalen Wirkdynamik gesellschaftlicher Kräfte in konservative und progressive nicht deckungsgleich sein muss mit dem politischen Selbstbild der verschiedenen politischen Protagonisten.

Ich möchte noch einmal betonen, dass es mir in dieser Analyse ausdrücklich nicht darum geht, mich politisch zu positionieren, für das eine oder andere Wirkprinzip wertend Partei zu ergreifen oder etwa darum, dass konservative oder progressive Element moralisch zu bewerten. Ganz im Gegenteil will ich vor allem darauf hinweisen, dass eine solche moralische Bewertung des konservativen oder progressiven Organisationsprinzips völlig fehl am Platze ist. Genauso wenig ist es sinnvoll, die genetischen Organisationsprinzipien der Evolution moralisch zu bewerten. Es scheint mir plausibel zu sein, dass beide antagonistische Wirkprinzipien für den Erhalt des Lebens in einer sich ändernden Umwelt von fundamentaler Bedeutung sind. Ohne das konservative Organisationsprinzip würde die Substanz des Lebens in der völlig ungebremsten Geschwindigkeit der Veränderung zerfasern. Ohne progressives Wirkprinzip wäre die Anpassungsfähigkeit des Lebens an eine sich ändernde Umwelt nicht möglich. Beide sind nötig. Im organischen Antagonismus der beiden Organisationsprinzipien miteinander entsteht und vergrößert sich der Raum der Freiheit. Beide sollten in ihrer Natur und ihrer Bedeutung erkannt, anerkannt und wertgeschätzt werden.

Meine Hoffnung ist vielmehr die, dass die Erkenntnis, dass beide Organisationsprinzipien, das konservativ beharrende wie das progressiv verändernde, wesentlich zur Biologie des Lebens gehören, wie es sich in der Evolution herausgebildet hat, dazu beitragen kann, dass sich die entsprechend organisierten Kräfte sowohl auf individueller als auch auf gesellschaftlicher Ebene besser verstehen und akzeptieren können. Denn mit der fundamentalen Ablehnung des Konservativen oder Progressiven an sich wendet sich nach meiner Analyse das Leben gegen sich selbst und seine eigene Natur. Kurz: Ich hoffe, diese Erkenntnis kann helfen, Verständnis und damit Akzeptanz bei den verschiedenen entsprechend positionierten Kräften innerhalb unserer Gesellschaft zu schaffen.

Rückprojiziert auf die individuelle Ebene der Psychotherapie und Selbstwertdynamik steht das konservative Prinzip für die Akzeptanz des eigenen So-Seins, der Struktur des Individuums, die – ganz unabhängig von den Gründen ihrer Werdensgeschichte (genetisch oder biographisch/erlebnisreaktiv) – in einer spezifischen Lebenssituation für das Individuum vorgefunden wird und ähnlich der Körpergröße nicht ohne weiteres verändert werden kann. In Form der Akzeptanz des So-Seins auf individueller Ebene und der gegebenen Kultur und politischen Realität auf gesellschaftlicher Ebene beinhaltet das konservative Prinzip damit implizit immer auch eine gewisse Rigidität und einen Widerstand gegen jede Form diesbezüglicher Veränderung.

Gleichzeitig ist die gegebene Struktur immer notwendige Grundlage für die Entwicklung perspektivischer Alternativen zu dieser Struktur. Diese Entwicklung wird insbesondere von Akteuren in einer Gesellschaft angetrieben, die unzufrieden mit der gegebenen Struktur sind. Ganz analog ist es auf individueller Ebene die Unzufriedenheit mit dem eigenen So-Sein, der eigenen Persönlichkeit, dem eigenen Körper, die Motor für die Suche nach Veränderungspotential und alternativen Sicht-, Erlebens-, Ausdrucks- und Verhaltensweisen ist. In der Suche nach und der Entwicklung von Alternativen zum Gegebenen wird sowohl auf individueller als auch auf gesellschaftlicher Ebene der Raum generiert, der mit dem Begriff der Freiheit angesprochen wird. Freiheit ist damit – wie wiederholt betont – ein Phänomen der Grenze!

Das Arbeiten an der Entwicklung der eigenen Strukturen aus individueller Sicht sowie an den gesellschaftlichen Strukturen aus kollektiver kultureller Perspektive kann also als ein Arbeiten am Raum der Freiheit verstanden werden. Freiheit findet an den Grenzen der strukturell erschlossenen Welt statt. Außerhalb dieser Grenzen ist die Welt für Lebewesen nicht frei oder unfrei, sondern nicht existent.

Die Strukturelemente der inkulturierten Welt (Sprache, Weltwissen, Grundannahmen, Werte, religiöse oder säkulare transzendente Dogmen, Vorurteile, politische und wirtschaftliche Strukturen) repräsentieren die Grenzen und Ausgangspunkte des Raums möglichen freien Verhaltens. Der Um- und Abbau kultureller Strukturen hat Konsequenzen für die Denk-, Verhaltens- und Lebensräume, die zuvor durch diese Strukturen erschlossen wurden.

---

4 Das transzendente Verhalten

Unsere Zeit glaubt, das transzendente Denken hinter sich gelassen zu haben. Das ist eine Illusion! Das Transzendente wird nur verleugnet, verschoben, verborgen und versteckt.

Nachdem in den beiden letzten Kapiteln die Strukturen und Dynamiken im Grenzraum der Freiheit diesseits (individuelle strukturelle Bedingtheiten) und jenseits der Grenze (ökologische Bedingtheiten) betrachtet und analysiert wurden, soll es in diesem Kapitel anknüpfend an das erste Kapitel dieses Buches erneut um die Bewegkräfte der Lebensprozesse gehen. Konkret soll das heuristische Modell des transzendenten Triebs systematisch entwickelt und beschrieben werden.

4.1 Der transzendente Trieb

In diesem Kapitel geht es wie in Kapitel 1 um die Bewegkräfte des Lebens. Insofern kann auf die dort vorgestellten Erkenntnisse aufgebaut werden (▶ Kap. 1). Wo stehen wir diesbezüglich in der hier vorgetragenen Argumentation?

Zunächst wurde geklärt, dass der grundlegende Lebenstrieb ein völlig unverstandenes Phänomen ist. Gerade deshalb halte ich persönlich die etwas metaphysisch anmutende Begriffswahl des »kosmischen Triebs« für angemessen. Denn durch den Rückgriff auf die metaphysischen Begrifflichkeiten der griechischen Mythologie wird gezeigt, dass der Begriff des kosmischen Triebs im Grunde eine theoretische Leerstelle aufdeckt. Insofern ist der Begriff ehrlich. Freud wählte – ebenfalls unter Bezugnahme auf die griechische Mythologie – den Begriff Eros zur Beschreibung des gemeinten fundamentalen Wirkprinzips des Lebens. »Eros« ist in der griechischen Mythologie zwar ein Gott der ersten Generation gemeinsam mit Erebos, Nyx, Tartaros und Gaia, repräsentiert jedoch nicht den Anfang der Werdensgeschichte. Alle fünf dieser Götter der ersten Generation entsprangen dem Ur-Chaos aufgrund des kosmischen Prinzips. Insofern ist die Begriffswahl »kosmischer Lebenstrieb« aus meiner Sicht gut gegründet, da er auch innerhalb der griechischen Mythologie das unverstandene, ursprüngliche Lebensprinzip repräsentiert, welches aus dem Chaos ordnende Strukturen in Form der Götter entstehen ließ.

Zugleich soll an dieser Stelle betont werden, dass der Begriff des kosmischen Triebs kein genuin metaphysischer, sondern ein empirischer Begriff ist. Er beschreibt begrifflich zusammenfassend die empirisch beobachtbare Tatsache, dass auf der Grundlage all dessen, was wir über die Welt und ihre Entwicklungsgeschichte wissen, das beobachtbare lebendige Verhalten aller Lebewesen auf Überleben und Weitergabe des Lebens ausgerichtet ist. Einwenden ließe sich, dass der Suizid, das Opfer oder das Selbstmordattentat Gegenbeispiele darstellten, die diese verallgemeinernde Aussage widerlegen würden. Dass dies nicht der Fall ist, wird weiter unten thematisiert (▶ Kap. 4.3).

Der Begriff »kosmischer Trieb« beschreibt also zusammenfassend die empirische Tatsache, dass das Leben der Lebewesen nach Überleben und Weitergabe des Lebens strebt. Er ist aus rein empirisch wissenschaftlicher Perspektive nicht weiter begründbar. Insofern ähnelt er heuristisch dem Erkenntnismodell der physikalischen Kräfte wie z. B. der Schwerkraft.

Zu Beginn des Buches wurde erläutert, dass die Triebbegriffe sich auf beobachtbares Verhalten aus der objektiven Außenperspektive der vergleichenden Verhaltensforschung (Ethologie) beziehen und nicht auf die primär subjektive Ebene des Selbsterlebens (▶ Kap. 1). Aus dieser Sichtweise würde man eher von Bedürfnissen sprechen. Ganz analog erklärt der Sexualtrieb das Sexualverhalten vieler Tierarten und Menschen, während das Bedürfnis nach sexueller Erregung und Betätigung auf die Erlebensperspektive von Menschen abhebt.

Weiter wurden heuristisch die vegetativen, animalischen und transzendenten Triebe in Anlehnung an eine Analyse und Theoriebildung unterschieden, die schon Aristoteles überzeugend vortrug. Hier soll nur ergänzt werden, dass die Grenzziehung zwischen diesen drei Bereichen sicher nicht immer scharf auf überzeugende Art und Weise vorgenommen werden kann. Das liegt daran, dass die Triebe und Bedürfnisse ihrem Wesen nach nicht als abstrakte, sondern als psychobiologische Phänomene begriffen werden müssen. Und da sich das Leben in der Evolution von einer Lebensform zur anderen entwickelt, wird es auch Übergangsformen triebhafter Verhaltensmodulation geben insbesondere zwischen den animalischen und transzendenten Triebbereichen.

Alle Detailtriebkräfte brauchen logisch den kosmischen Trieb als Urkraft zur Erklärung der Bewegungsdynamik. Dies ist auf Ebene des Individuums sowie auf Ebene der gesellschaftlichen Gruppen, der Arten und der Evolution als Ganzem der Fall. Ohne die Annahme des kosmischen Triebs hätte auch die Evolutionstheorie Darwins das Problem zu erklären, welche Kraft die Dynamik des Selektionsprozesses grundsätzlich antreibt.

Den vegetativen Triebkräften wurden Phänomene wie Stoffwechsel, Nahrungsaufnahme und Aufrechterhaltung der inneren Homöostase zugeordnet. Auch sexuelle Fortpflanzungsdynamiken sind bereits im Bereich vegetativen Lebens zu beobachten.

Der animalische Lebensbereich unterscheidet sich wesentlich durch die Fähigkeit zur Bewegung und zum aktiven Ortswechsel vom pflanzlichen Leben. Insofern ist es plausibel, dass sich zentrale Nervensysteme in diesem Kontext entwickelt und bewährt haben. Denn aktive Bewegung braucht Bewegungsziele. Mit der Möglichkeit zur Bewegung entsteht überhaupt erst die Notwendigkeit, ein Bewegungsziel zu haben. Denn das Ziel definiert die Richtung der Bewegung im Raum. Im animalischen Leben werden die grundlegenden Triebkräfte des kosmischen Triebs (Leben, Überleben, Weitergabe des Lebens) angepasst an die körperlichen Bedingungen der Tiere neu durchdekliniert. Die grundlegenden vegetativ-homöostatischen Triebe ändern sich dabei kaum. Es kommen aber neue triebhaft modulierte Verhaltensmöglichkeiten in Form der Bewegung hinzu. Die Komplexität des Ernährungsverhaltens wächst dramatisch an, da die Lebewesen sich nun bewegen können. Es entstehen verschiedene Lebensprinzipien, die Pflanzenfresser, die Fleischfresser (Prädatoren) usw. So entsteht durch die Möglichkeit der Bewegung überhaupt erst der ökologische Raum, in dem die Funktionalität zentraler Nervensysteme zu einem Selektionsvorteil wird. Verbunden damit und in plausiblem Zusammenhang mit der daraus entstehenden Kybernetik entwickeln sich schließlich auch animalische Triebphänomene wie das Streben nach Sicherheit, ob es nun als Trieb aus objektiver oder als Bedürfnis aus subjektiver Perspektive betrachtet wird. Denn wo ein pflanzliches Lebewesen sich nicht vom Fleck rühren kann, fehlt Emotionen wie z. B. der Angst der ökologische Rahmen, in dem sie den Lebewesen einen Vorteil verschaffen können. Denn die Angst würde keinen behavioralen Sinn machen und es gäbe keinen Grund anzunehmen, dass sich emotionale Erlebens- und Verhaltensweisen in der Evolution von Lebewesen, die sich nicht bewegen können, als Selektionsvorteil bewähren könnten.

Verbunden mit der Möglichkeit zur Bewegung und der Ausdifferenzierung des Lebens entsteht also ein zunehmend komplexes Sexual- und Sozialverhalten, ein Revierverhalten, aggressive Verhaltensweisen innerhalb und zwischen Gruppen usw. Das Verhaltensrepertoire der Lebewesen wird vielfältiger, in bestimmten Lebenssituationen sind alternative Verhaltensweisen denkbar – z. B. Nahrungsaufnahmeverhalten, Ruheverhalten, Sexualverhalten oder Kampf- und Verteidigungsverhalten. Die entstehenden situativen Verhaltensalternativen müssen bewältigt und organisiert werden. So entwickelt sich der ökologische und psychobiologische Raum, in dem das Phänomen der Freiheit durch die Fülle der situativ möglichen Verhaltensweisen, die verarbeitet und bewältigt werden müssen, schon auf der Ebene des tierischen Lebens anklingt. Allerdings erfüllt es in den meisten Fällen die hier vorgestellten Kriterien freier Willenshandlungen noch nicht, da – zumindest soweit erkennbar – keine bewussten Entscheidungen aus benennbaren Gründen getroffen werden (TvE 2015). Diese Analyse zeigt jedoch, dass sich schon im Bereich tierischen, triebgesteuerten Lebens prinzipiell die bereits weiter oben geschilderten Verhaltensräume entwickeln, die in ihrer Extremform mit dem Begriff Freiheit sinnvoll beschrieben werden können (▶ Kap. 3).

Die evolutionär jüngsten und komplexesten psychobiologischen Leistungen sind die kognitiven Funktionen, die sich im Tierreich entwickelten und in der Art der Menschen den bislang soweit erkennbar höchsten Differenzierungsgrad erreicht haben. Das Denken ist die abstrakteste und komplexeste psychobiologische Leistung, die uns Menschen gegeben ist (▶ Exkurs 2.1).

Die kognitiven Kapazitäten und Möglichkeiten haben sich in der Evolution hin zum Menschen offensichtlich dramatisch ausgeweitet, insbesondere die Funktionen Bewusstsein und Selbstbewusstsein. Diese sind – soweit aktuell bei nur eingeschränkten Kommunikationsmöglichkeiten hin zu den Tieren erkennbar – vor allem im Kontext menschlichen Lebens zu beobachten.

Was die Triebkräfte anbelangt, ist es ein zentrales Anliegen dieses Buches herauszuarbeiten, dass sich damit auch eine neue Qualität des Triebgeschehens in der Evolution entwickelt hat: der transzendente Trieb.

Was ist damit gemeint? Mit dem Begriff des transzendenten Triebs sollen hier all jene Bewegkräfte menschlichen Verhaltens zusammenfassend beschrieben werden, die die vegetativen und animalischen Triebe überschreiten und eng mit der evolutionären Entwicklung der kognitiven Fähigkeiten verknüpft sind. So wie die vegetativen Triebe bei der Entwicklung tierischen Lebens, welches mit der Entwicklung zentraler Nervensysteme einherging, nicht negiert wurden, sondern durch die tierisches Verhalten organisierenden animalischen Triebe überformt wurden, so überformen auch die transzendenten Triebe das Verhalten all der Tiere, die im Zusammenhang mit der Zunahme der eigenen kognitiven Fähigkeiten ein Bewusstsein und insbesondere ein Bewusstsein der eigenen Zeitlichkeit und des eigenen Todes entwickelten.

Die Weiterentwicklung der kognitiven Fähigkeiten, die Entwicklung von Bewusstsein und Selbstbewusstsein der menschlichen Art führte dazu, dass ein schier grenzenloser Prozess der Erkenntnisbildung angestoßen wurde, der in den letzten Jahrhunderten der menschlichen Evolution aus der Außenperspektive betrachtet noch einmal deutlich an Dynamik zugenommen hat.

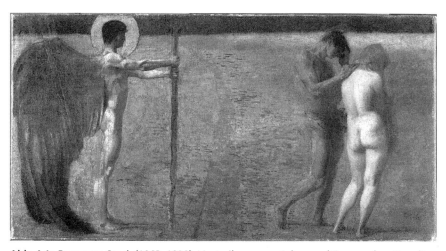

Abb. 4.1: Franz von Stuck (1863–1928), Vertreibung von Adam und Eva aus dem Paradies, Paris, Musée d'Orsay (Copyright © bpk/RMN – Grand Palais/Patrice Schmidt) – *eine farbige Darstellung des Gemäldes finden Sie auf S. 5 dieses Werks.*

In Parenthese gesprochen wird dieser evolutionäre kognitive Schritt in der jüdisch-christlichen Tradition poetisch durch die Erzählung von der Vertreibung aus dem Paradies veranschaulicht. Diese Geschichte beschreibt sehr klar, dass es die sich entwickelnden kognitiven Fähigkeiten sind (die Äpfel am Baum der Erkenntnis), die den Menschen bewusst werden lassen, dass sie nackt sind. Das heißt, der Mensch entwickelt ein Bewusstsein von sich selber, ein Selbstbewusstsein. Dies ist eine poetische Beschreibung des Momentes der Bewusstwerdung des eigenen Seins, die Voraussetzung dafür ist, dass die eigene Nacktheit überhaupt als solche erkannt werden kann (▶ Abb. 4.1).

Mit dem Bewusstsein des eigenen Seins, dem Selbstbewusstsein, entsteht auch das Bewusstsein des eigenen Todes, des Endes der eigenen Existenz. Selbstbewusstsein als Bewusstsein des eigenen Seins impliziert notwendig ein Bewusstsein des eigenen Todes.

Der Moment der Bewusstwerdung des eigenen Seins, der Entwicklung des Selbstbewusstseins, ist auch der Moment, in dem das Ende des eigenen Seins bewusst wird. Selbstbewusstsein impliziert Bewusstsein des Todes.

Das Bewusstsein des eigenen Todes ist sicher nicht die einzige inhaltliche Größe, die den Denkraum derjenigen Tiere bestimmt, die Selbstbewusstsein erlangen. Aus ihrem eigenen Selbsterleben werden die meisten Leserinnen und Leser wissen, dass sie ihr Wissen des eigenen Todes die meiste Zeit des Lebens verdrängen und dass dieses vordergründig ihr Verhalten in den einzelnen Lebenssituationen meist nicht prägend beeinflusst. Zugleich wird die große Mehrheit jedoch ebenso wissen, dass dieses Wissen um den eigenen Tod nicht bedeutungslos ist, dass es die Perspektive des eigenen Lebens ausrichtet und dass die Auseinandersetzung mit dieser Erkenntnis gerade im Hinblick auf übergeordnete Verhaltensziele doch von großer Bedeutung ist.

Die Entwicklung der transzendenten Triebe im Kontext der Ausweitung der kognitiven Kapazitäten von Tieren bedeutet ganz analog zum Übergang von den vegetativen zu den animalischen Trieben nicht, dass nun alle Verhaltensweisen wesentlich und ausschließlich durch diese neueste bzw. jüngste Variante der Triebdynamik gesteuert werden. Ganz im Gegenteil wird das Verhalten des erkenntnisfähigen Tieres, des Menschen, auf homöostatisch und animalisch triebhafter Ebene weiterhin ebenso gesteuert und beeinflusst wie die Verhaltensweisen all derjenigen Tiere, die aufgrund ihrer kognitiven Fähigkeiten noch nicht über so differenzierte Erkenntnis-, Bewusstseins- und Selbstbewusstseinsfunktionen verfügen. D. h. in den Bereichen der vegetativen und animalischen Triebmodulation finden sich keine wesentlichen Unterschiede zwischen z. B. Menschenaffen und Menschen. Gleichzeitig ist die Entwicklung der höchsten kognitiven Fähigkeiten offensichtlich nicht unbedeutend im Hinblick auf die Modulation menschlichen Verhaltens. Vielmehr ist die Erkenntnis der eigenen Endlichkeit, das Bewusstsein des eigenen Todes, das Wissen, dass der eigene Körper bald schon vergeht und sich mit Wahrscheinlichkeit Vergessen über das eigene Leben breiten wird, zusammen mit der unverändert wirksamen fundamentalen Wirkkraft des kosmischen Triebs, der Leben, Überleben und eine Weitergabe des Lebens will, die Quelle der transzendenten Motivation. Aus subjektiver Perspektive kann von transzendenten Bedürfnissen und aus objektiver (ethologischer) Perspektive vom transzendenten Trieb gesprochen werden.

Die aus dem Spannungsfeld zwischen Todeserkenntnis und Lebenstrieb generierte Energie bzw. die daraus resultierenden transzendenten Triebe negieren nicht, sondern überformen die älteren vegetativen und animalischen Triebe entsprechender Lebewesen.

Was sind nun die behavioralen Phänomene, für deren Erklärung der transzendente Trieb genutzt werden soll? Welche Verhaltensweisen können nicht alleine mit den bisher eingeführten Bewegkräften der vegetativen oder animalischen Triebe hinreichend verständlich gemacht werden, dass sie die Setzung einer neuen motivationalen Triebdimension sinnvoll erscheinen lassen?

Der transzendente Trieb ist ein kognitiver Trieb. Er erwächst aus der Erkenntnis. Der grundlegende Lebenstrieb, konfrontiert mit dem Bewusstsein der eigenen Endlichkeit, entfaltet kognitive Varianten des Strebens nach Leben, Überleben und einer Weitergabe des Lebens. Diese werden hier unter dem Begriff des transzendenten Triebes zusammengefasst.

4.2 Religiöses Verhalten und Transzendenz

Unabhängig von der Frage, wie religiöses Verhalten und Erleben ausgedeutet wird, also ob es als etwas Positives betrachtet wird oder als etwas der menschlichen Entwicklung Abträgliches, muss empirisch und ethologisch klar festgehalten werden, dass religiöse Verhaltensweisen in fast allen menschlichen Kulturen als wichtige und große Ressourcen einnehmende Verhaltensweisen beobachtet werden können. Zu den frühesten archäologisch zu beobachtenden religiösen Verhaltensweisen gehören dabei die Bestattungen der Toten (Sprenger 1999). Schon früh werden in den Überlieferungen der verschiedensten Kulturen Vorstellungen tradiert, nach denen sich Menschen eine Art von Leben und Existenz nach dem Tod vorstellten. Die konkrete Ausformulierung und Ausdeutung solcher Vorstellungen variiert dabei von Kultur zu Kultur teilweise sehr erheblich. Dennoch nehmen die meisten – nicht alle – der religiösen Vorstellungen eine Form von Leben oder Existenz nach dem Tod in den Blick. Ob die Vorstellungen des Buddhismus und Hinduismus, deren transzendente Ziele nicht ein Leben nach dem Tod, sondern das Erreichen des Nirwanas bzw. des Brahman sind – und damit ein Ausstieg aus dem Streben nach individuellem Leben und ein Aufgehen in den nicht-individuellen Weltgeist (Brahman / Nirwana) –, hier eine qualitative Ausnahme bilden, ist eine interessante theologische Frage. Sie soll an dieser Stelle jedoch deshalb nicht weiter erörtert werden, da es mir hier nicht um eine theologische, sondern ethologische Fragestellung geht, nämlich, was das beobachtbare Verhalten und Erleben von Menschen bewegt und motiviert. Empirisch wird sicher sowohl bei den Gegnern als auch bei den Befürwortern religiöser Kultur Einigkeit darüber erreicht werden, dass religiöse Verhaltensweisen selbst im 21. Jahrhundert für viele Menschen eine hohe Bedeutung haben.

Die Bewegkräfte, die zu solchen Verhaltensweisen führen, sollen hier aus objektiver Perspektive mit dem Begriff »transzendenter Trieb« angesprochen werden. Aus subjektiver Perspektive entsprechen diesem die transzendenten Bedürfnisse der Menschen im Selbsterleben.

Als Triebdynamik kann eine Entgrenzung der eigenen Existenz, die durch die erweiterten kognitiven Fähigkeiten überhaupt erst erfasst wurde, begriffen werden. Das Wissen um den unausweichlichen Tod und die Erkenntnis der eigenen Vergänglichkeit lassen vor dem Hintergrund des grundlegenden Lebenstriebs eine Spannung oder Energie entstehen, die treibende Kraft für transzendent motivierte Verhaltensweisen ist.

Diese These erklärt, wieso in der Phylogenese sich mit zunehmenden kognitiven Fähigkeiten der Menschheit religiöse Kulturen entwickeln.[10] Religiöses Verhalten kann also als klassisches Beispiel transzendent motivierter Motorik und Kognition begriffen werden.

An dieser Stelle sollte zunächst kritisch die Frage gestellt werden, ob diese Deutung nicht einem Irrtum aufsitzt und derartige Verhaltensweisen nicht in Wirklichkeit doch durch vegetative oder animalische Triebkonzepte wie z. B. dem Sexualtrieb viel plausibler erklärt werden können?

Bevor dieser Frage weiter unten nachgegangen werden kann, muss zunächst geklärt werden, welche beobachtbaren Verhaltensweisen überhaupt als transzendent motivierte betrachtet werden sollen.

> Transzendent motiviertes Verhalten versucht – dem grundlegenden Lebenstrieb folgend – der Endlichkeit und dem Tod des eigenen Lebens, welche durch die wachsenden kognitiven Fähigkeiten überhaupt erst bewusst wurden, zu entkommen, durch transzendente Verhaltensweisen.

---

10 Auch auf ontogenetischer Ebene meine ich zu beobachten, dass genuine und eigenmotivierte religiös transzendente Verhaltensweisen vergleichsweise spät in der Entwicklung, vor allem in der zweiten Lebensdekade, entstehen. Davon unbenommen ist die Tatsache, dass religiös inkulturierte Praktiken, Verhaltensweisen und Vorstellungen den Kindern der jeweiligen Kultur schon viel früher in der ersten Dekade beigebracht werden. Auch wenn sich eigenmotiviert triebhafte, religiöse Bedürfnisse empirisch nicht sicher von von außen kommenden und oktroyierten Verhaltensweisen trennen lassen, habe ich persönlich doch den Eindruck, dass sich meist erst in der zweiten Dekade eine eigenmotivierte Dynamik beobachten lässt, die sich vom religiösen Verhalten jüngerer Kinder unterscheidet. Um diesen Eindruck empirisch zu untermauern, müssten wissenschaftliche Studien einer transzendenten Wissenschaft organisiert werden, die es in dieser Form zumindest im Kontext einer empirischen Psychologie aktuell noch gar nicht gibt. Dazu müssten die Merkmale transzendenter Erlebens- und Verhaltensweisen definiert und operationalisiert werden, wozu dieser Text einen ersten Beitrag leisten will.

4.3 Das Opfer: Kriterien transzendenten Verhaltens

In diesem Abschnitt soll die Frage bearbeitet werden, welche beobachtbaren Verhaltensweisen von Menschen als transzendent motiviert eingestuft werden sollen. Dazu seien zunächst einige Verhaltensmuster aus dem Alltag betrachtet, bei denen zumindest bei intuitiver Analyse transzendente Beweggründe in Frage kommen.

- Ein buddhistischer Mönch verbringt sein Leben unter strenger Abstinenz in einem Kloster im Himalaja mit dem erklärten Ziel, so den Erleuchtungszustand zu erreichen.
- Eine Nonne verzichtet bewusst auf Wohlstand und Sexualität, um sich durch Beten und Fasten auf eine jenseitige Existenz vorzubereiten.
- Der Schweizer Freiheitsheld Winkelried stürzt sich in der berühmten Schlacht von Sempach mit den Worten »Ich will euch eine Gasse bahnen, sorget für mein Weib und meine Kinder!« in den Speerwall der habsburgischen Ritter, um so den eidgenössischen Fußkämpfern einen Vorteil zu eröffnen.
- Jeanne d'Arc kämpft unter großem Einsatz und Risiko gegen die Besatzung ihres Heimatlandes durch fremde Mächte.
- Umweltaktivisten besetzen einen Wald und riskieren juristische Konsequenzen, um ihre politischen und Umweltziele zu erreichen.
- Ein Schriftsteller eilt an die Fronten des II. Weltkrieges, um sich hier für die gute Sache und den Kampf gegen die Diktaturen einzusetzen.
- Eine Selbstmordattentäterin, Mutter von zwei Kindern, sprengt sich und viele andere in die Luft, um sich für ihre Religion einzusetzen.
- Ein Amokläufer plant die massenhafte Tötung völlig unbeteiligter Menschen und malt sich im Vorfeld detailliert aus, wie im Nachhinein über die Tat und ihre Auswirkungen in den Medien berichtet werden wird.
- Der Künstler Vincent van Gogh nimmt widrige Lebensumstände in Kauf, um sich seiner Malerei widmen zu können.
- Eine Mutter verzichtet auf Karriere- und Erwerbschancen, um ihren Kindern einen guten Start ins Leben zu ermöglichen.

Es könnten hier eine Vielzahl von weiteren Verhaltensbeispielen vorgetragen werden. Aber die gewählten reichen, um die Kriterien transzendenter Verhaltensmotive herauszuarbeiten. Was haben diese Verhaltensweisen gemein, dass transzendente Beweggründe aus der Außenperspektive vermutet werden können? Ich denke, folgende Punkte können identifiziert werden.

In allen geschilderten Fällen handelt es sich um Verhaltensweisen, in denen das gewählte Verhalten dem unmittelbaren Wohlergehen im Sinne vegetativ und animalisch triebhaft gesteuerter Verhaltensweisen entgegensteht. Mönch und Nonne leben als Einsiedler enthaltsam, Winkelried schmeißt sich in den Tod, Jeanne d'Arc geht das gleiche Risiko ein. Aktivisten und Schriftsteller gehen relevante Risiken ein und nehmen widrige Lebensumstände in Kauf. Amokläufer und Selbstmordattentäter töten andere und beenden meist ihr eigenes Leben. Revolutionäre Kämpfer sind ebenfalls bereit, ihr Leben für die »gute« Sache zu opfern.

Nicht alle transzendent motivierten Verhaltensweisen müssen mit solch heroischen oder martialischen negativen Konsequenzen für das eigene Wohlergeben zwingend verknüpft sein. An den extremen Formen transzendent motivierten Verhaltens können die Kriterien entsprechender Bewegkräfte jedoch leichter erarbeitet werden als an Grenzfällen oder Mischformen. Denn sie verdeutlichen, dass es für solche Verhaltensweisen Bewegkräfte geben muss, die nicht den klassischen homöostatischen oder animalischen Trieben entsprechen. Insofern sind transzendent motivierte Verhaltensweisen, die offensichtlich den homöostatischen und animalischen Trieben entgegenstehen, weil sie das eigene Leben und/oder das Leben potentieller Nachkommen behindern oder beenden, besser geeignet, eine entsprechende Phänomenologie zu erarbeiten und die kritischen Bewegkräfte zu erkennen.

Das sollte aber nicht darüber hinwegtäuschen, dass auch zahlreiche alltäglichere Verhaltensweisen transzendent motiviert sind. Zu nennen wären z. B. Künstler und Eltern, die sich meistens sehr bewusst aus übergeordneten und dann meist transzendenten Beweggründen dafür entscheiden, ihr Leben genau so zu leben, wie sie es tun. Denn bei genauer Betrachtung und Analyse ist es in sehr vielen Fällen der übergeordneten Verhaltensmotivation so, dass sie mit den Modellen rein homöostatischer oder animalischer Triebsteuerung und Motivation nicht überzeugend erklärt werden können.

Was also bewegt die Menschen in den genannten Beispielen dazu, sich so zu verhalten, wie sie es de facto tun? Was sind die Kriterien transzendenter Motivation? Ich denke, zwei kritische Punkte können erkannt werden.

Zum einen handelt es sich bei allen transzendent motivierten Verhaltensweisen um bewusste Entscheidungen. Sämtliche Verhaltensweisen erfüllen die Kriterien freien Verhaltens (TvE 2015; Kap. 6 und 7), d. h. die entsprechend motivierten oder getriebenen Verhaltensweisen sind a) bewusst, b) es bestehen Verhaltensalternativen, c) es wird aus Gründen gehandelt und d) das Verhalten wird in die Tat umgesetzt. Während freies Verhalten auch auf vergleichsweise spontane Verhaltensmuster wie die Bestellung eines Getränkes zutreffen kann, fällt bei den eindeutig transzendent motivierten Verhaltensweisen auf, dass das Verhaltensziel ein übergeordnetes Lebensziel repräsentiert. Mönch und Nonne wollen sich auf ein jenseitiges Leben vorbereiten, Winkelried und Jeanne d'Arc opfern ihr Leben der eidgenössischen oder französischen Sache und werden sicher auch ihren post mortem-Ruhm mit im Blick gehabt haben. Aktivisten und revolutionäre Kämpfer setzen ihr Leben für ein (subjektiv) klar benennbares höheres Ziel ein, gleiches gilt für Selbstmordattentäter. Schließlich konnten empirische Forschungen inzwischen gut belegen, dass Amokläufer sich regelhaft vorstellen, wie nach ihrem Tod über ihre Tat berichtet wird und dass sie gerade wegen der erschreckenden Kaltblütigkeit ihres Verhaltens eine gewisse Berühmtheit erfahren werden (Bannenberg 2010).

Transzendent motiviertes Verhalten zielt also auf eine postmortale Existenz ab und nimmt dafür im Extremfall in Kauf, dass das Leben, Überleben und die Weitergabe des Lebens im hier und jetzt nachteilig beeinflusst wird.

> Transzendent motiviertes Verhalten ist meist bewusst, frei, charakterisiert durch situativ übergeordnete Verhaltensziele und zielt auf eine imaginierte postmortale Existenz ab.

4.4 Transzendenter Trieb oder Sublimierung

Die oben geschilderten Verhaltensmuster aufopfernder Verhaltensweisen repräsentieren offensichtlich die klassischen Extremformen transzendent motivierten Verhaltens. Der Begriff des Opfers hebt inhaltlich gerade darauf ab, dass die Verhaltensweise, die als Opfer begriffen wird, den homöostatischen und/oder animalischen Trieben entgegensteht. Die Kämpfer für die (scheinbar) gute oder auch nur heroische Sache, Mönch und Nonne, Eltern, die für ihre Kinder auf etwas verzichten, und auf eine pervertierte Art und Weise auch Amokläufer und Selbstmordattentäter zeigen allesamt aus objektiv, ethologischer Perspektive Verhaltensweisen, die zumindest überwiegend als bewusst gewählt verstanden werden müssen. Sie sind als frei zu bewerten, da sie einem bewussten übergeordneten Ziel oder Zweck dienen (TvE 2015, S. 103). Die Tatsache, dass auch unterbewusste Einflussfaktoren solche freien Entscheidungen mitbeeinflussen und es subjektiv diesbezüglich zu Irrtümern kommen kann, stellt bei genauer Analyse auch nicht die Freiheit der Verhaltenssequenz als Ganzes in Frage, was ebenfalls an anderer Stelle gezeigt wurde (TvE 2015, S. 111). An dieser Stelle ist es entscheidend, dass entsprechende Verhaltensweisen nicht durch homöostatische oder animalische Triebimpulse plausibel erklärt werden können, sondern durch die hier beschriebenen transzendenten Triebe.

Das Gesagte ist unmittelbar einsichtig, werden nur die homöostatischen Triebe wie Ernährung, Aufrechterhaltung des inneren Milieus etc. betrachtet. Weniger eindeutig ist es sicher im Hinblick auf die animalischen Triebe. Könnte S. Freud nicht Recht haben, wenn er behauptet, dass eine Sublimierung unterdrückter sexueller Triebenergie die entscheidende Bewegkraft hinter derartigen Verhaltensweisen darstellt?

Bei dieser Überlegung kommen als erstes die Arbeiten des frühen Freud in den Sinn, dessen zentrale These genau an dieser Stelle verortet ist (▶ Kap. 1.2.3). Denn seine Theorie der inkulturierten Unterdrückung des Sexualtriebs, der in Form der Sublimierung (also Umlenkung) indirekte Bewegkraft aller kultureller und transzendenter Leistungen der verschiedenen menschlichen Gesellschaften sein sollte, behauptete genau dies: Dass es in Wirklichkeit der Sexualtrieb ist, der hinter all den Verhaltensweisen die entscheidende Bewegkraft sei, die hier als transzendent motiviert beschrieben wurden.

Diese Vorstellung soll anhand der oben geschilderten Beispiele transzendent motivierter Verhaltensweisen analysiert werden. Könnte es tatsächlich der Fall sein, dass es ein verdrängter oder umgelenkter Sexualtrieb ist, der letztlich als treibende Kraft transzendente Verhaltensweisen von religiösen Menschen, Einsiedlern, Priestern, Nonnen, Kämpfern, Aktivisten, Künstlern, Eltern, Revolutionären und Selbstmordattentätern motiviert und bewegt? Wie kann diese Frage überhaupt geklärt und beantwortet werden?

Da es sich bei allen Verhaltensbeispielen um menschliches Verhalten handelt, wäre ein Weg, die sich so verhaltenden Menschen im Hinblick auf ihre Beweggründe zu befragen. Die Antworten würden sicher sehr individuell und unterschiedlich ausfallen.

Mönch und Nonne (klassisch religiöse Menschen) würden mit einer gewissen Wahrscheinlichkeit auf ihre Glaubensinhalte und Jenseitsvorstellungen bzw. ihre metaphysische Weltanschauung abheben. Stille Vorstellungen und Überzeugungen, in einer anderen Art von Wirklichkeit für ihr Verhalten belohnt zu werden, spielen wahrscheinlich auch eine Rolle, ohne dass sie zwingend Bewusstseinsniveau erreichen müssten.

Freiheitskämpfer wie Winkelried und Jeanne d'Arc (politische Aktivisten, Kämpfer für die Zivilgesellschaft) würden wohl die gute Sache hervorheben, für deren Verwirklichung sie ihr Leben einsetzen wollen: die politische Freiheit, die Umwelt, der Kampf für die gute Seite. Stille Vorstellungen von Ruhm und Ehre und möglicherweise agnostische Varianten von einer posthumen metaphysischen Belohnung für den ehrenwerten Einsatz könnten möglicherweise auch eine motivationale Rolle spielen, ohne dass dies zwingend Bewusstseinsniveau erreicht.

Künstler wie van Gogh (oder andere Kulturschaffende wie Schriftsteller oder Komponisten) werden berichten, aus einem inneren Drang zu handeln, nicht anders zu können, dem Ruf des Werkes, dem Drang zum künstlerischen Schaffen zu folgen. Ähnlich verhält es sich bei Eltern, die sich der »Aufgabe« Familie stellen und dabei eigene Bedürfnisse zugunsten ihrer Kinder zurückstellen. Das Objekt des Handelns (das Kunstwerk, das Buch, die Musik, die Kinder: transzendente Objekte; ▶ Tab. 4.1) haben in diesen Konstellationen erkennbare transzendente Qualitäten insofern, als dass sie zumindest potentiell über das Leben des eigenen Körpers hinaus existieren, das eigene Leben in einer mehr oder weniger abstrakten Form über den eigenen Tod hinaustragen (im Kunstwerk, in den Kindern). Diese Aufzählung ließe sich stark erweitern, denkt man z. B. an Architekten, die in ihrer Vorstellung in ihren Bauwerken weiterleben, an Landwirte, für die in alter Familientradition das Weiterexistieren des Hofes eine transzendente Bedeutung gewinnt, und an viele andere Verhaltensweisen von Menschen, die bewusst in einen übergeordneten Motivationskontext eingebettet sind. Und schließlich werden die Aktivisten, revolutionären Kämpfer und Selbstmordattentäter vordergründig mit hoher Wahrscheinlichkeit die scheinbare, subjektiv »gute« Sache (Sozialismus, Kommunismus, Nation etc.), für die sie sich einsetzen, als zentralen motivationalen Grund ihres Handelns angeben. Beeinflusst wird ihr Handeln zudem häufig, wie weiter oben schon gesagt, von Vorstellungen eines posthumen »Ruhms« (▶ Kap. 4.3).

Die Wahrscheinlichkeit, dass so handelnde Subjekte auf Befragen ihren Sexualtrieb als motivierende Quelle ihres diesbezüglichen Handelns angeben, ist sicher gering. Dies würde allerdings Freuds These nicht widerlegen, da er ja ausdrücklich davon ausging, dass der Sexualtrieb ins Unterbewusstsein verdrängt wurde und damit der Ebene des bewussten Erlebens nur noch eingeschränkt zugänglich ist.

In Experimenten der empirischen Psychologie könnte der Frage nachgegangen werden, ob entsprechende transzendente Verhaltensweisen mit Auffälligkeiten des Sexualverhaltens assoziiert sind. Könnte es sein, dass Kulturschaffende, religiös handelnde Menschen, politische Aktivisten oder revolutionäre Kämpfer Auffälligkeiten im Sexualverhalten zeigen, etwa in dem Sinne, dass sie sexuell besonders wenig oder extrem aktiv sind? Für eine entsprechende empirische Forschung fehlt bislang – soweit ich das erkennen kann – das methodische Instrumentarium. Klinisch, so mein Eindruck, deutet nichts darauf hin, dass sich in diesem Bereich besondere Auffälligkeiten finden lassen werden.

Freuds Intuition eines bestehenden Antagonismus zwischen Sexualtrieb und transzendentem Trieb kann ich dagegen gut nachvollziehen. Zum einen erwächst dieser nach meinem Eindruck aus der kulturellen Beobachtung, dass z. B. in der katholischen Kirche ein solcher Antagonismus in Form des Zölibats zumindest für Priester, Mönche und Nonnen inkulturiert und damit als intuitive Vorstellungsschablone etabliert ist. Auch in der säkularen Kultur muss der außerordentlich wirkmächtige Sexualtrieb unter Verweis auf gesellschaftliche Werte wie z. B. das Selbstbestimmungsrecht Dritter und das Gemeinwohl kontrolliert und damit auch unterdrückt werden. Denn ein ungezügeltes Ausleben sexueller Bedürfnisse und Impulse würde zwangsläufig die Interessen anderer beeinträchtigen. Insofern als dass triebhafte sexuelle Verhaltensweisen in einer sozialen Großgruppe (Gesellschaft) kontrolliert und moduliert werden müssen, besteht also empirisch ein Antagonismus zwischen animalisch-triebhaften Impulsen, die individuelle Sexualität ungehemmt auszuleben im Sinne einer subjektiven Lustmaximierung, und kulturellen Ge- oder Verboten (Verhaltensregeln, Normen), die dieser einen sozialen und rechtlichen Rahmen geben. In der menschlichen Kulturgeschichte sind solche Ge- und Verbote traditionell eingebettet in transzendente religiöse Vorstellungswelten und Systeme (Hinduismus, Buddhismus, Judentum, Christentum, Islam), welche zu Recht als transzendente Systeme identifiziert werden.

Daraus einen inhärenten Antagonismus etwa zwischen dem Sexualtrieb und den transzendenten Trieben zu konstruieren, halte ich nicht für überzeugend. Schließlich müssen auch rein transzendente Triebimpulse wie z. B. das Streben nach Ruhm und Ehre unter Verweis auf die Rechte Dritter und das Gemeinwohl ganz ähnlich kulturell inhibiert und eingebettet werden, ohne dass man aus einem solchen Antagonismus schließen würde, dass die Unterdrückung entsprechender Bedürfnisse die Quelle des kulturellen Schaffensdrangs der Menschen sei.

Wie immer bei Thesen, die unbewusste und verleugnete Wirkmechanismen unterstellen, kann das Freud'sche Postulat der Sublimierung empirisch nur sehr schwer widerlegt werden. Entscheidend für die Frage, ob man der Annahme folgen möchte, wird sein, ob diese überzeugt oder nicht.

Die Umdeutung transzendent motivierter Verhaltensweisen als Sublimierung unterdrückter sexueller (oder anderer homöostatischer oder animalischer) Triebimpulse dürfte von einer großen Mehrheit transzendent handelnder Menschen zurückgewiesen werden. Auch wenn die auf S. Freud zurückgehende Annahme aus empirischer Perspektive kaum zu widerlegen ist, kann sie nicht überzeugen.

4.5 Phänomenologie der transzendenten Ethologie

In diesem Abschnitt soll über die verschiedenen Verhaltensweisen nachgedacht werden, die im Kontext transzendent motivierter Verhaltensmuster beobachtet werden können. Tabelle 4.1 fasst die Systematik transzendenter Begrifflichkeiten zusammen (▶ Tab. 4.1).

Bereits weiter oben wurde herausgearbeitet, dass *transzendente Handlungen* durch bewusste und überwiegend frei gewählte, übergeordnete und die konkrete Verhaltenssituation dadurch eben transzendierende Ziele charakterisiert sind, die in irgendeiner Form die eigene posthume Existenz in den Blick nehmen (▶ Kap. 4.3).

Im Alltag können eine Vielzahl menschlicher Verhaltensweisen beobachtet werden, in denen derart definierte transzendente Beweggründe eine Rolle spielen. Es ist dabei wichtig zu erkennen, dass der hier vorgestellte Begriff von Transzendenz keineswegs auf religiös eingebettete Handlungsweisen beschränkt ist. Zwar stellen religiöse Verhaltensweisen, die vom Glauben an eine Belohnung des eigenen Verhaltens im Diesseits in einer jenseitigen posthumen Wirklichkeit ausgehen, das klassische Beispiel transzendent motivierter Entscheidungen dar, jedoch sind sie bei weitem nicht die einzigen Beispiele.

So kann das menschliche Streben nach Ruhm und Ehre als weiteres klassisches transzendentes Motiv identifiziert werden. Denn die Vorstellung des eigenen Ruhms und der Ehre, die der eigenen Person aufgrund der Taten im Diesseits in den Erzählungen und den Geschichtsbüchern in einer Zeit nach dem eigenen Tod zukommen wird, stellt ein ebenso klassisches Beispiel transzendenter Motivation dar. Auch das Verhalten von Eltern gegenüber Kindern ist regelhaft transzendent mitmotiviert, wenn in den Blick genommen wird, dass die eigene Person in den Erzählungen der Kinder und Enkel in irgendeiner Form weiterleben wird. Ebenso stellen sich die Motive von Künstlern, Wissenschaftlern und Schriftstellern zumindest partiell ganz ähnlich dar, wenn sie im Stillen hoffen, in ihren Werken der Radikalität der Auslöschung der eigenen Existenz im Tod entkommen zu können.

In diesem Zusammenhang ist es wichtig zu erkennen, dass konkrete situative Verhaltensweisen selten oder nie durch unikausale Ursachen erklärt werden können. Abbildungen 2.3 und 3.1 illustrieren das komplexe Bedingungsgefüge, in welches solche situativen Entscheidungen eingebettet sind (▶ Abb. 2.3, ▶ Abb. 3.1). Es wird hier also keineswegs die Behauptung aufgestellt, dass die hier vorgestellten Entscheidungen ausschließlich durch transzendente Motive bestimmt seien.

Auch sind die triebhaften Elemente in Abbildung 2.3 nur durch einen Pfeil repräsentiert (▶ Abb. 2.3), während es de facto eine Vielzahl unterschiedlicher triebhafter Einflussfaktoren gibt, die sich in konkreten Entscheidungssituationen widersprechen oder verstärken können (▶ Kap. 1).

Wenn ein Löwenrudel eine Antilope erlegt hat und das Alpha-Männchen als erstes zum Fressen kommt, spielen in solchen Verhaltensmustern sowohl homöostatische (Essen, Nahrungszufuhr) als auch animalisch-soziale Triebkräfte (Dominanz, Demonstration des eigenen Rangs) eine wichtige Rolle, ohne dass beide Einflussfaktoren objektiv klar und sauber voneinander getrennt werden könnten.

Ebenso kann das Paarungsverhalten in solchen Löwenrudeln, bei denen das Alpha-Männchen die Weibchen begatten darf, sowohl durch den animalischen Sexualtrieb als auch durch den animalischen Sozialtrieb nach Dominanz und Anerkennung konkurrierend erklärt werden, ohne dass beide Einflussfaktoren analytisch scharf voneinander zu trennen wären. Würde dem Löwen ein Bewusstsein und eine analytische Erkenntnis der eigenen Zeitlichkeit zugeschrieben, könnte spekuliert werden, dass transzendent triebhafte Verhaltensimpulse in der Form zum Tragen kämen, dass der Löwe seine Nachkommenschaft bewusst breit streuen will und damit eine Form des Fortbestehens der eigenen Gene in den Blick nähme. Solche Kognitionen werden Löwen im Allgemeinen nicht zugeschrieben, wohl aber Menschen.

Dass derartige Verhaltensmotivationen bei Menschen tatsächlich relevant sind, zeigen Berichte von Ärzten, die auf kriminelle Art und Weise über fingierte Samenbanken mit ihrem Sperma zahlreiche Kinder mit ahnungslosen Frauen zeugten (NZZ 2019). Da ein derartiges Verhalten kaum durch eine hedonistisch sexuell triebhafte Motivation erklärt werden kann, veranschaulicht dieses Beispiel zum einen die alltägliche Relevanz transzendenter Motivation und zum anderen, dass diese durchaus kriminell sein kann.

Transzendente Subjekte sind handelnde Lebewesen, die zu transzendenten Handlungen befähigt sind. Da transzendente Handlungsweisen hier als bewusste und freie Willenshandlungen unter Einbeziehung transzendenter, d. h. das eigene Leben übersteigender Motive definiert wurden, ist zwingend klar, dass transzendente Subjekte nur solche Lebewesen sein können, die über einen Begriff von der eigenen Zeitlichkeit, Sterblichkeit und Vergänglichkeit verfügen. Darüber hinaus müssen sie über einen psychobiologischen Apparat in Form eines mehr oder weniger gesunden Körpers verfügen, der zu freien Willenshandlungen in der Lage ist. Ist also ein Mensch durch körperliche und seelische Einschränkungen derart in seinen psychobiologischen Fähigkeiten behindert, dass freie Willensentscheidungen nicht mehr möglich sind, ist transzendent motiviertes Handeln demnach auch nicht mehr möglich.

Transzendente Objekte werden hier nicht als Dinge oder Gegenstände verstanden, sondern repräsentieren das übergeordnete Handlungsziel transzendenter

Handlungen. So kann es das transzendente Objekt (übergeordnetes Handlungsziel) eines religiös motivierten Selbstmordattentäters sein, in das Paradies zu kommen. Gleiches würde für Märtyrer oder auch den Schweizer Freiheitshelden Winkelried gelten, für revolutionäre Kämpfer oder politische Aktivisten, die Gewalt anwenden, um ihre vermeintlich positiven politischen Ziele zu befördern. In all diesen Fällen sind es imaginierte, subjektiv meist als positiv vorgestellte übergeordnete Ziele, die die Werthaftigkeit des eigenen Körpers und der eigenen Person über den Tod hinaus überhöhen, und somit die motivationale Bewegkraft für Handlungen darstellen, die auch mit der faktischen Auslöschung des eigenen Lebens einhergehen können.

Diese Beispiele zeigen, dass die transzendente Motivation von Verhaltensweisen keineswegs leichtfertig mit moralischen Urteilen über transzendent motivierte Verhaltensweisen verwechselt werden darf. Es ist sicher keinesfalls so, dass transzendent motiviertes Verhalten immer moralisch gut, ehrenwert, altruistisch oder zum Wohle Dritter ausfällt. Als moralisch extremste Variante sind Amokläufe zu benennen, für die inzwischen empirisch gut belegt werden konnte, dass deren Protagonisten sich im Vorfeld ihrer Tat genau informieren und vorstellen, wie im Nachhinein, d. h. nach ihrem von Anfang an mit eingeplanten Ableben, in Medien und Öffentlichkeit über ihre Gewalttaten berichtet werden wird, wie also ihr eigener Name bekannt und die eigene Biografie beleuchtet und erforscht werden wird (Bannenberg 2010). Auch in solchen extremen und moralisch unzweifelhaft verwerflichen Fällen sind damit in geradezu exemplarischer Art und Weise die Kriterien der transzendent motivierten Handlung erfüllt: Solche Täter verhalten sich zielgerichtet und bewusst, sie haben aus Verhaltensalternativen ausgewählt und die gewählte Option in die Tat umgesetzt. Als erkennbare Motivation hinter den vordergründigen Verhaltenszielen (dem Amoklauf) ist ausdrücklich der Wunsch zu sehen, die Bedeutungslosigkeit des eigenen Lebens im Angesicht des Todes durch eine erwartete postmortale Berichterstattung und Existenz in den Köpfen anderer aufzuheben oder zumindest zu relativieren.

Die Beispiele zeigen, wie wirkmächtig transzendente Motive sein können. Sie geben Menschen die Kraft, ihr Leben für eine Sache zu opfern. Sie ermöglichen es Menschen, sich über alle anderen triebhaften Bewegkräfte (Leben, Homöostase, körperliche Unversehrtheit, Wohlergehen, Sexualität und Fortpflanzung) hinwegzusetzen und das eigene Leben und das vieler anderer auszulöschen. Ob diese Wirkmacht des transzendenten Triebs für eine objektiv moralisch gute oder schlechte Sache eingesetzt wird, steht auf einem ganz anderen Blatt.

Transzendente Techniken sind solche Verhaltensweisen, die sich über die verschiedenen Kulturkreise und Zeiten hinweg in der Menschheitsgeschichte entwickelt haben, um mit der direkten oder indirekten Angst vor dem eigenen Tod, der eigenen Endlichkeit und der eigenen Vergänglichkeit besser umzugehen. Das klassische Beispiel aus dem wiederum klassischen Bereich der Religion ist das Beten.

Tab. 4.1: Zur Systematik transzendenter Begrifflichkeiten

Begriff	Bedeutung	Beispiel	Kommentar
Transzendenter Trieb	Theoretisches Konstrukt zur motivationalen Erklärung objektiv beobachtbarer Verhaltensweisen, die durch die homöostatischen und animalischen Triebe nicht hinreichend erklärt werden können.	Aufopferndes Verhalten (▶ Kap. 4.3 und unten: transzendentes Handeln)	Im Opfer kommt der transzendente Trieb besonders klar zum Ausdruck, weil das Verhalten den nicht-transzendenten Trieben widerspricht. Das ist aber nicht immer bei transzendent motiviertem Verhalten der Fall.
Transzendentes Bedürfnis	Subjektives Pendant zum transzendenten Trieb; Bedürfnis nach Einbettung der eigenen Lebensgeschichte in übergeordnete, das eigene Leben transzendierende Sinnzusammenhänge	Der eigene Verzicht (Fasten, Kindererziehung, Arbeit, Soziales Jahr, Wehrdienst etc.) soll einem höheren Zweck dienen.	
Transzendentes Handeln	Über das situative Handlungsziel hinaus besteht eine erkennbare und benennbare übergeordnete transzendente Handlungsmotivation, die die postmortale Existenz in den Blick nimmt.	Religiöses Verhalten, Ruhm und Ehre, revolutionäre Verhaltensweisen, Elternschaft und Nachkommenschaft, kunst- und kulturschaffendes Verhalten, soziales Engagement kulturelles und soziales Mäzenatentum	Freie situative Handlungen sind meist von einer Vielzahl teils konkurrierender Beweggründe motiviert.
Transzendentes Subjekt	Lebewesen, das zur Erkenntnis der eigenen Sterblichkeit und zu freien Handlungen befähigt ist.	Menschen	
Transzendentes Objekt	Übergeordnetes, transzendentes Handlungsziel, welches in einer konkreten Handlung als Hintergrundmotivation von Bedeutung ist, auf das die transzendente Handlung ausgerichtet ist.	Das »himmlische Paradies« bei klassischen Religionen, das »irdische Paradies« in kommunistisch/sozialistischen oder anderen politischen transzendenten Systemen, ein Platz in der Geschichte, in den Köpfen anderer, die Erlösung vom Streben	

Tab. 4.1: Zur Systematik transzendenter Begrifflichkeiten – Fortsetzung

Begriff	Bedeutung	Beispiel	Kommentar
Transzendente Techniken	Stereotype, kognitiv-behaviorale Verhaltensmuster zur systematischen Beeinflussung des mentalen Zustands eines Individuums oder einer Gruppe, meist eingebettet in mehr oder weniger explizite transzendente Systeme	Beten, Meditation, Massenaufläufe, -suggestionen, Feiern, Wallfahrten, Rituale, Kultveranstaltungen (Konzerte, Fußballspiele, Demonstrationen etc.)	Transzendente Techniken sind nicht Spezifikum etwa einer Religion, sondern psychobiologische Verhaltensmuster, die dem Menschen unabhängig von der konkreten transzendenten Kultur zukommen, sei sie nun sakral oder säkular.
Transzendente Systeme	Gesellschaftliche Organisationen, die transzendente Vorstellungen, Verhaltensweisen, Techniken und Weltanschauungen großer Gruppen von Menschen bündeln, organisieren und repräsentieren.	Religiöse Vereinigungen und andere transzendente Organisationen wie z. B. Kirchen, Parteien, Staaten, NGOs, politische Bewegungen, Vereine wie Fußballvereine, etc.	
Transzendente Semantik	Inhaltliche Aussagen, Weltanschauungen und Vorstellungen, die innerhalb eines transzendenten Systems entwickelt und tradiert werden.	Jüdische, christliche, islamische, hinduistische, buddhistische Glaubensinhalte; säkulare Semantiken wie Kommunismus, Sozialismus, Nationalsozialismus etc.	
Transzendente Gegenstände	Der transzendente Gegenstand hat symbolische, überwertige Bedeutung und repräsentiert in magischer Form die transzendenten Grundüberzeugungen.	Kirchen, Synagogen, Tempel, Moscheen etc., Kreuze, Anhänger, Kopftücher, Amulette, sakrale Gegenstände etc., Denkmäler, Museen etc., Parteiabzeichen, Fanartikel	

Im Beten, im Sprechen zu Gott, im Reden mit einem vorgestellten Gegenüber, welches alle Funktionen und kommunikativen Wirklichkeiten einer echten anderen Person erfüllt, richtet sich der Sprechende, das transzendente Subjekt, aus auf eine Wirklichkeit, die das zeitlich begrenzte, vom Tod immer bedrohte Leben übersteigt, transzendiert. Beten ist die klassische transzendente Technik.

Beten gehört wahrscheinlich zu den ältesten transzendenten Techniken der Menschheit. Möglicherweise markiert der Beginn menschlichen Betens den Zeitpunkt der »Vertreibung aus dem Paradies«, den Zeitpunkt, in dem die wachsenden kognitiven Möglichkeiten dem ersten Menschen mit der Eroberung der Zeit und der Erkenntnis der Welt auch das Wissen um den eigenen Tod einbrachte – und ihn so aus der Geborgenheit und Unbekümmertheit seines »kindlichen Paradieses« vertrieb. Mit den einmal erworbenen kognitiven Möglichkeiten, mit dem Wissen um den eigenen Tod, die eigene Endlichkeit, den eigenen Verfall, gab es keinen Weg mehr zurück in das kindliche Paradies, in die unfreie Welt ohne Moral, Ge- und Verbote und ohne Verantwortung. Und mit der Erkenntnis, mit diesem Wissen, kamen die Angst und Notwendigkeit, mit dieser Angst umzugehen. Mit diesen Erkenntnissen erwuchs der transzendente Trieb, denn der kosmische Trieb blieb und motivierte den verzweifelten Versuch, Leben trotz des faktisch nahen Todes weiter zu denken, Leben zu bewahren, fortzuführen in eine Dimension, die das faktisch vergängliche Leben überschreitet, transzendiert. So ist das Beten der Menschen, das Sprechen mit personalen Wirklichkeiten jenseits der irdischen Existenz, oft ein Bitten um Gesundheit, Wohlergehen, ein langes Leben für die eigene Person, Verwandte, Kinder und Freunde und ein Fortbestehen dieser existentiellen Wirklichkeit über den Tod hinaus. Unabhängig davon, ob man dieses behaviorale Phänomen für sinnvoll hält oder nicht, ist Beten ein ethologisches Faktum, welches bei Milliarden und Abermilliarden von Menschen durch die Zeit beobachtbar war und ist. Es ist die klassische Variante einer transzendenten Technik.

Es gibt noch weitere Beispiele transzendenter Techniken. Erkannt werden können sie daran, dass es Verhaltensmuster sind, die innerhalb der großen Religionen unabhängig von den spezifischen Glaubensinhalten (transzendente Semantik) beobachtet werden können und damit mit hoher Wahrscheinlichkeit als weitgehend unabhängig von solchen Glaubensinhalten begriffen werden müssen. Sie können weiter unterschieden werden in individuelle transzendente Techniken, die ein Individuum unabhängig von einer Gruppe anwenden kann, und kollektive transzendente Techniken, die nur als Gruppenverhalten beobachtet werden können. Konkrete Beispiele wären Prozessionen, Wallfahrten, Meditationen, Feste, auch Massenaufläufe etc. Während behaviorale Techniken wie das Beten und Meditationen auch individuell und ganz alleine durchgeführt werden können, sind Phänomene wie Wallfahrten, Feste und Massenveranstaltungen an die Anwesenheit großer Gruppen von Menschen und das gemeinsame kollektive Erleben gebunden. Als klassisches Beispiel einer säkularen Variante einer solchen transzendenten Technik sei auf die insbesondere in der Literatur und im Film-Genre gerne thematisierten, emotionalisierenden und motivierenden Massenansprachen von Heerführern vor großen Schlachten verwiesen (vgl. Kinofilme: Henry V, Herr der Ringe III). Ziel solcher kollektiven Verhaltensweisen ist erkennbar eine Motivationssteigerung im Hinblick auf Verhaltensweisen, die dem homöostatischen und animalischen Triebverhalten nach Selbst- und Arterhaltung entgegenstehen unter expliziter Betonung transzendenter Ziele (für Gott, für die gute Sache, für die Freiheit, für den Sozialismus, für die Revolution, für spätere Generationen, für Führer und Vaterland etc.). Auch dieses Beispiel veranschaulicht ein weiteres Mal die moralische Zwiespältigkeit transzendenter Techniken. Sie beinhalten eine extrem große behaviorale Wirkmacht, können aber ebenso zu sehr positiven (Freiheitskampf) wie zu desaströsen Verhaltensweisen (Ausgrenzung, Unterdrückung, Krieg) führen. Tatsächlich stellt es sich im Rückblick regelhaft so dar, dass die im Nachhinein als negativ und moralisch verwerflich eingeordneten transzendent motivierten Verhaltensweisen in der konkreten Situation (Kulturkampf, Krieg) von allen beteiligten Akteuren als umfassend positiv zu bewertender »Freiheitskampf« für die »gute Sache« erlebt wurden, dem das eigene Leben geopfert wurde.

Ob auch kulturelle Phänomene wie Großdemonstrationen, Musikfestivals oder Fußballspiele Elemente transzendenter Techniken enthalten, will ich an dieser Stelle nur anreißen und nicht umfassend diskutieren. Verweisen möchte ich auf die sehr interessanten Überlegungen von Elias Canetti vor dem Hintergrund der Erfahrungen, die er in Wien zu Beginn des letzten Jahrhunderts sammelte (Canetti 1980). Meinem Eindruck zufolge sind entsprechende Verhaltensweisen für viele Akteure oft in übergeordnete und überwertige Sinnzusammenhänge eingebettet (Einsatz für den Verein, für die Kirche, für den Sozialismus, für die Partei, für die Zivilgesellschaft etc.). Ob dieser Eindruck tatsächlich zutrifft, ließe sich im Rahmen einer empirischen psychologisch-soziologischen Forschung sicher überprüfen.

Der Begriff *transzendente Systeme* beschreibt gesellschaftliche Organisationen, die transzendente Vorstellungen bündeln, entwickeln, fördern und tradieren. Hier sind an erster Stelle die großen konfessionellen, also jüdische, christliche, islamische, hinduistische oder buddhistische Institutionen zu nennen. Auch säkulare Organisationen wie politische Parteien und Vereinigungen oder andere gesellschaftliche Organisationen wie Gewerkschaften oder NGOs können als transzendente Systeme betrachtet werden. Vor allem dann, wenn sie erkennbar die transzendenten Bedürfnisse ihrer Mitglieder in den Blick nehmen, transzendente Sinnzusammenhänge stiften und fördern und erkennbar transzendente Techniken anwenden. Letzteres ist besonders eindrücklich im Kontext der historischen Erfahrungen mit den humanistischen Jugendweihen des 19. Jahrhunderts, der Jugendweihe der NSDAP im III. Reich (auch Nationalsozialistische Jugendleite genannt) oder der Jugendweihetradition in der DDR zu beobachten (Hallberg 1979). In all diesen säkularen Institutionen wurden fast strukturidentische transzendente Techniken zu den klassischen, bekannten Formen Bar Mizwa im Judentum bzw. der Konfirmation und Firmung in den großen christlichen Kirchen institutionalisiert. Erinnert sei hier ebenso an den säkularen »Kult der Vernunft« im Kontext der französischen Revolution, in dem die zutiefst transzendente Ausrichtung auch dieser ihrem Selbstverständnis nach völlig säkularen Bewegung zum Ausdruck kommt.

Die Beispiele zeigen, dass sowohl die großen Religionsgemeinschaften als klassische Vertreter transzendenter Systeme beschrieben werden können als auch solche Organisationen, die ihrem eigenem Selbstverständnis nach als völlig säkular begriffen werden müssen.

Der Begriff der *transzendenten Semantik* beschreibt die Inhalte und die Systematik der transzendenten Grundüberzeugungen und Glaubensinhalte, die von dem jeweiligen transzendenten System entwickelt, gepflegt und tradiert werden. Diese können zum einen in sehr differenzierter, zentralisierter und formalisierter Form in sakralen Varianten vorliegen, wie etwa in Form der Dogmen und des Katechismus der Katholischen Kirche, zum anderen ebenso in säkularen Varianten wie bspw. bei der historisch materialistischen Weltanschauung des orthodoxen Kommunismus/Sozialismus (z. B. in Form der sog. Mao-Bibel). Sie können in vergleichsweise heterogeneren und pluralistischeren Ausformulierungen gegeben sein, wie etwa in den verschiedenen Richtungen des Judentums und Islams, oder nur vage ausformuliert und nur von einem Kanon an transzendenten Grundüberzeugungen getragen sein wie bei vielen säkularen transzendenten Organisationen oder dem berühmten »Kult der Vernunft« im Rahmen der französischen Revolution (Büttner 2006).

Schlussendlich beschreibt der Begriff der *transzendenten Gegenstände* dingliche Objekte des Alltags, die symbolische Bedeutung haben und in einem unmittelbaren Sinnzusammenhang mit dem transzendenten System oder der transzendenten Semantik stehen, die diese Objekte repräsentieren oder symbolisieren sollen. Erinnert sei hier an entsprechende konfessionell sakrale Gegenstände wie Kreuze, Ketten, Anhänger, Amulette, Kopftücher, Kirchen, Synagogen, Tempel und Moscheen sowie in der säkularen Variante an Parteiabzeichen, Armbinden, Anstecknadeln, Denkmäler und gelegentlich auch Museen.

Zusammenfassend soll hier festgehalten werden, dass eine Vielzahl menschlicher Verhaltensweisen und -muster in einem motivationalen Zusammenhang mit subjektiv erlebten, transzendenten Bedürfnissen bzw. dem objektiv beschreibbaren transzendenten Trieb stehen. Im Hinblick auf das Verstehen gerade der komplexesten menschlichen Verhaltensweisen ist es darüber hinaus bedeutsam festzustellen, dass es sich dabei nicht nur um klassische Varianten religiösen Lebens und Verhaltens handelt. Vielmehr kann eine Vielzahl von säkularen bzw. allgemein als profan eingestuften Verhaltensweisen bei genauer phänomenologischer Analyse als zumindest teilweise transzendent motiviert beschrieben werden.

Viele der komplexesten Verhaltensmuster von Menschen können bei genauer Analyse ohne Rückgriff auf transzendente motivationale Elemente nicht überzeugend verstanden werden. Dies betrifft nicht nur klassisches religiöses Leben, sondern auch säkulare und allgemein als profan eingestufte Verhaltensmuster.

4.6 Transzendente Motivationen im postmodernen Selbstverständnis

Das allgemeine Denken der breiten gebildeten Kreise westlich geprägter Staaten sieht sich selbst in der Tradition des Humanismus, der Aufklärung und der französischen Revolution. Im Kontext dieser Denktradition findet sich häufig eine Skepsis gegenüber religiösen Weltanschauungen, die nicht selten als Quelle totalitärer Unterdrückung identifiziert werden.

Der hier entwickelte Begriff der transzendenten Motivation könnte von vielen derart geprägten Menschen dahingehend missverstanden werden, dass er mit klassisch religiösen Theoriebildungen und Glaubensinhalten assoziiert wird. Daher halte ich es für das Verständnis dieses Buches für wesentlich zu betonen, dass dies nicht der Fall ist. Es geht mir nicht darum zu sagen oder zu insinuieren, dass am Ende doch alle Menschen irgendwie religiös seien. Das ist weder explizit noch implizit der Fall.

Sehr wohl aber meine ich zu sehen, dass sich bei fast allen Menschen, die zur Erkenntnis der eigenen Sterblichkeit und Vergänglichkeit in der Lage sind, Verhaltensmuster zeigen, die nur so verstanden werden können, dass transzendente Motivationen und Bedürfnisse für ihr Zustandekommen eine wichtige Rolle spielen. Während religiöse Bedürfnisse und Verhaltensweisen klassische Beispiele transzendent motivierten Verhaltens darstellen, kann im Rückkehrschluss sicher nicht behauptet werden, dass alle transzendent motivierten Verhaltensweisen religiös motiviert wären. Zur konkreten Veranschaulichung sei an dieser Stelle nur ein weiteres Mal an eines der klassischen Beispiele transzendenten Verhaltens, den Amoklauf, erinnert.

Auch bei säkularen und profanen Varianten transzendent motivierten Verhaltens lassen sich jedoch Muster und Psychodynamiken zeigen, wie sie klassischerweise aus religiösen Kontexten bekannt sich (transzendente Techniken, transzendente Gegenstände etc.).

> Der wissenschaftliche Begriff der transzendenten Motivation beschreibt im Kern kein religiöses, sondern ein verhaltensbiologisches (ethologisches) Phänomen.

4.7 Transzendenz des Alltags

Die oben aufgestellten Behauptungen sollen im Folgenden mit konkreten alltäglichen Verhaltensmustern und -beispielen belegt werden. Hinterfragt werden soll, ob dabei auch transzendente motivationale Aspekte eine Rolle spielen.

Ziel dieses Abschnitts ist es zu belegen, dass mit der hier entwickelten Begrifflichkeit keineswegs alle möglichen Verhaltensmuster als im metaphysischen Sinne religiös klassifiziert werden. Vielmehr soll plausibel werden, dass eine Vielzahl von Handlungsmotivationen, wie sie in menschlichen Gesellschaften unserer Zeit beobachtet werden können, nicht durch die klassischen motivationalen Konstrukte der homöostatischen oder animalischen Triebe alleine überzeugend beschrieben werden können.

Darüber hinaus soll herausgearbeitet werden, dass die in konkreten Situationen gewählten Verhaltensweisen nie durch einen Motivationsstrang alleine, sondern immer durch eine Vielzahl von situativen und übergeordneten Beweggründen bedingt sind.

4.7.1 Pragmatik der Motivation

Die bisherigen Abschnitte dieses Kapitels thematisierten allgemeine transzendente Aspekte der Motivation von Handlungen von Menschen. Die Pragmatik der Motivation fokussiert dabei nicht auf grundsätzliche oder theoretische Aspekte der Begründung von Handlungsweisen im Allgemeinen, sondern darauf, wie Entscheidungen in ganz konkreten Situationen motiviert und begründet sind. Dazu seien wieder einige der oben geschilderten Verhaltensbeispiele betrachtet (▶ Kap. 4.3).

Die Entscheidung des Schweizer Nationalhelden Winkelried, sein Leben in der Schlacht von Sempach zu opfern, war sicher weitgehend der Überzeugung geschuldet, für die gute Sache der Freiheit der Eidgenossen zu kämpfen. Möglicherweise hat er zudem an den Ruhm und die Ehre gedacht, die ihm diese Tat in den Geschichtsbüchern einbringen würde.

Jeanne d'Arc war bei ihrem Engagement gegen die englischen Okkupatoren im Hundertjährigen Krieg sicher von ihrer Religiosität beseelt. Möglicherweise spielten auch ihre Liebe zu Frankreich und die Perspektive, ihrem vielleicht eintönigen Alltag zu entkommen, eine wichtige Rolle bei ihrem kriegerischen Engagement.

Für van Gogh hatte die Malerei und die existentielle Hingabe an die Kunst sicher sinnstiftende, transzendente Bedeutung. Gleichzeitig hat ihm die Malerei und die ungebundene Lebensweise, für die er sich entschieden hatte, sicher auch einfach nur Freude gemacht und Lust bereitet.

Schließlich hat die Sorge und Fürsorge vieler Eltern, Mütter wie Väter, für ihre Kinder in vielen Fällen sicher eine sinnstiftende, transzendente Bedeutung. Gleichzeitig genießen sie die Zeit in ihrer Familie auch einfach im hedonistischen Sinne, erfreuen sich an dem gemeinsam verbrachten Leben und genießen die gegenseitige Aufmerksamkeit und Liebe.

Damit soll veranschaulicht werden, dass die Beweggründe von konkreten Entscheidungen in pragmatischen Alltagssituationen regelhaft nicht monokausal motiviert sind, sondern von einer Gemengelage unterschiedlicher Gründe und Motive bedingt werden. Dennoch – und das ist hier der entscheidende Punkt –

kommt transzendenten Beweggründen dabei oft eine große und nicht selten eine entscheidende Rolle vor allem bei sehr wichtigen Lebensentscheidungen zu.

> In den konkreten Entscheidungssituationen des alltäglichen Lebens vermischen sich die verschiedenen motivationalen Stränge, ohne dass sie analytisch immer klar voneinander getrennt werden können.
>
> Dennoch kommt transzendenten Motiven schon bereits bei alltäglich anmutenden Lebensentscheidungen oft eine wichtige Rolle zu.
>
> Je existentieller, wichtiger und folgenreicher eine konkrete Entscheidung ist, desto höher erscheint die Wahrscheinlichkeit, dass transzendente Motive eine große Rolle spielen.

4.7.2 Transzendenz und Sinn

Als transzendent motiviert wurden bisher solche Verhaltensweisen charakterisiert, bei deren Zustandekommen übergeordnete Verhaltensziele eine Rolle spielen, die auch unter Abstraktion des eigenen Lebens eine für das handelnde Individuum überzeugende Wertigkeit haben (Religion, Gott, Humanismus, Moral, Vaterland, Familie, Kunst, Musik etc.). Vor dem Hintergrund der Analyse alltagssprachlicher Begrifflichkeiten stellt sich die Frage, wie sich das damit Gemeinte zum alltagssprachlichen Begriff des »Sinns des Lebens« verhält. Auch die philosophisch-religiöse Erörterung des »Sinns des Lebens« (oder im Weiteren kurz Sinns) thematisiert die Frage nach dem Wozu bzw. dem Zweck des Lebens im Allgemeinen und des individuellen und des eigenen Lebens im Besonderen. Die verschiedenen Antworten der Philosophie und der verschiedenen Religionen auf diese Frage sollen hier nicht diskutiert werden, weil es in diesem Buch darum nicht geht. Hier soll vielmehr die verhaltensbiologische Motivation der komplexesten und freiesten Verhaltensweisen von Menschen erklärt und verstanden werden.

Es kann festgestellt werden, dass die beiden Themen miteinander verbunden sind. Denn der transzendente Trieb beschreibt dass beobachtbare verhaltensbiologische Faktum, dass Menschen, die die eigene Vergänglichkeit erkennen, in komplexen Entscheidungssituationen nach übergeordneten Zielen suchen, deren Werthaftigkeit individuell so überzeugend ist, dass sich Anstrengungen und der Einsatz des eigenen Lebens dafür lohnen. Das bedeutet mit anderen Worten: das Verhaltensziel ist subjektiv sinnvoll. Das können selbst Amokläufe und Selbstmordattentate sein. Die philosophisch-theologische Frage nach dem Sinn des Lebens jedoch zielt im gleichen Dunstkreis konkret dann vielmehr darauf ab, wie solche »überwertigen« Verhaltensziele gefunden und allgemeingültig begründet werden können. Während es bei Letzterem also um eine allgemeine, primär philosophisch-theoretische Fragestellung geht, erwächst das Postulat eines transzendenten Triebes primär aus den ethologischen Beobachtungen menschlicher Verhaltensweisen und beinhaltet keineswegs irgendeine Antwort auf die Frage nach dem Sinn des Lebens.

Aus der klinischen Perspektive eines Psychiaters ist es interessant festzustellen, dass sich die Frage nach dem Sinn des Lebens für viele Menschen und in vielen Lebenssituationen überhaupt nicht stellt. Für kleine Kinder etwa, deren Grundbedürfnisse im Sinne der Maslow'schen Bedürfnispyramide erfüllt sind (▶ Abb. 1.1), scheint diese Frage von völlig nachrangiger Bedeutung. Das mag auch daran liegen, dass sich dem psychobiologischen Entwicklungsstand kleiner Kinder entsprechend die Frage nach dem eigenen Tod und der eigenen Vergänglichkeit kaum stellt. Metaphorisch gesprochen haben sie das Paradies noch nicht verlassen, sondern entwachsen ihm erst langsam Jahr für Jahr (▶ Abb. 4.1). Auch Menschen, die bspw. in Not- oder Kriegssituationen um ihr nacktes Überleben kämpfen müssen, scheinen sich nur vergleichsweise wenig mit übergeordneten Sinnfragen auseinanderzusetzen. Dies kann unter Rückgriff auf die von Maslow postulierte Triebhierarchie gut verstanden werden. Menschen in solchen Lebenswirklichkeiten müssen darum kämpfen, ihre fundamentaleren Bedürfnisse nach körperlichem Wohlergeben und Sicherheit zu befriedigen.

Am ehesten scheint die Sinnfrage aus empirischer und klinisch-psychiatrischer Perspektive in Situationen des Überflusses aufzukommen, wenn alle basalen Bedürfnisse erfüllt sind und die im Luxus lebenden Personen subjektiv nicht auf für sie überzeugende Art und Weise in kollektive transzendente Systeme eingebunden sind, die übergeordnete Verhaltensziele und Sinnzusammenhänge vorgeben und damit den transzendenten Trieb befriedigen.

Das Aufkeimen der Sinnfrage kann also gerade als eine fehlende transzendente Triebbefriedigung verstanden werden.

Der Begriff des »Sinns« thematisiert verwandte Phänomene wie der transzendente Trieb. Transzendent triebhafte Verhaltensweisen sind durch übergeordnete Ziele motiviert, denen eine Werthaftigkeit unabhängig von der eigenen Existenz zugeschrieben wird.

Im philosophisch-theologischen Problem des »Sinns des Lebens« wird die Frage aufgeworfen, wie ein solches übergeordnetes Ziel gefunden und überzeugend begründet werden kann.

4.7.3 Transzendenz und Identität

Der Begriff Identität hat in der Alltagssprache verschiedene Bedeutungen. In der Kriminologie wird die Identität einer Person etwa durch Fingerabdrücke oder genetische Untersuchungen geklärt. Dabei meint der Begriff dann die Zuordnung eines biologischen Körpers zu einer sozialen Person. Dabei kann es nur eine richtige Identität geben, weil die korrekte Übereinstimmung zwischen sozialer Person und biologischem Körper außerhalb von Science-Fiction-Fantasien in der empirischen Wirklichkeit immer eine eindeutige Lösung hat. In der Logik und Mathematik bedeutet Identität, dass die Relation zwischen zwei Größen die der völligen Übereinstimmung ist.

In der Psychologie und Alltagssprache wird der Begriff häufig in ganz anderen und zwar oft transzendenten Zusammenhängen benutzt. So ist etwa davon die Rede, eine Person habe eine ausgeprägte Identität als aufrechter Sozialdemokrat, kämpferischer Sozialist oder bürgerlicher Liberaler, als Franzose, Schwabe oder Schweizer, als Linker oder Rechter, Christ oder Agnostiker, politischer oder ökologischer Aktivist usw. Was meint der Identitätsbegriff in diesen Zusammenhängen?

Offensichtlich geht es hier nicht um die körperliche Person, den dinglichen Körper der Identitätsträger. Denn der kann faktisch nicht Teil einer größeren Gruppe sein. Es ergeben sich bei genauerem Nachdenken vielmehr Parallelen zu den Begriffen Ich und Selbst, die bereits weiter oben thematisiert wurden (▶ Exkurs 1.1).

Zur Erinnerung: Das »Ich« beschreibt als Begriff primär den psychobiologischen Apparat, also den Körper eines Menschen, der Grundlage der weitgehend neurobiologisch determinierten, bewussten Erkenntnisbildung ist. Der Begriff »Selbst« fasst dagegen das inhaltliche Ergebnis dieser Erkenntnisbildung im Hinblick auf Eigenschaften, Stärken, Schwächen und die Werthaftigkeit des eigenen Körpers zusammen. Letzteres wird dementsprechend in eigenen Begriffen wie dem des Selbstwerts hervorgehoben. Genau in diesem Bedeutungsraum ist m. E. auch der Begriff der oben beschriebenen psychologischen Identität angesiedelt. Denn im alltagssprachlichen Gebrauch ist der Identitätsbegriff immer mit einer positiven, die Werthaftigkeit des eigenen Lebens hervorhebenden Bedeutung verknüpft. Die Werthaftigkeit dieser Bedeutung hat meist eine transzendente Qualität. Wenn Menschen bspw. von sich behaupten, sie hätten eine ausgeprägte Identität als Feministin, Journalist, Bayern oder Friesen, so handelt es sich in allen Fällen um Selbstzuschreibungen. Die qualitativen Merkmale der eigenen Person und Persönlichkeitsstruktur werden in einen positiven Bezug zu einer Referenzgruppe gesetzt. Die konnotative Bedeutung ist in den allermeisten Fällen qualitativ positiv und transzendent. Die Feministin sieht sich als Kämpferin für die Frauenrechte. Der Journalist sieht sich als Vertreter der vierten Gewalt und Garant der demokratischen Werte. Auch Bayern und Friesen sehen in der selbstgewählten Hervorhebung der Gruppenzugehörigkeit meist positive Aspekte, auch wenn diese nicht ähnlich leicht generalisiert werden können wie etwa bei politischen Aktivisten, Parteimitgliedern oder den Anhängern einer Religion.

Der Identitätsbegriff in dieser alltagssprachlichen Funktion beinhaltet also oft transzendente Aspekte insofern, als dass die selbst-zugeschriebene und betonte Zugehörigkeit zu der gewählten Gruppe (Aktivist, Parteimitglied, Hindu, Buddhist, Jude, Christ, Schwabe, Schweizer, Borussia Dortmund-Fan, Musiker, Künstler …) einen (subjektiven) Wert begründet, der das endliche Leben der betroffenen Person übersteigt. Identitätsfragen sind mit übergeordneten Werturteilen verknüpft, die regelhaft transzendent strukturiert sind, sei es nun in profanen oder sakralen Kontexten.

Der psychologische Identitätsbegriff beschreibt das Phänomen, dass Menschen ihr soziales Selbst über die Zugehörigkeit zu übergeordneten Gruppen

(Christ, Muslim, SPD-Mitglied, FC St. Pauli-Fan, Aktivist etc.) definieren. Dadurch wird der Selbstwert positiv über die Gruppenzugehörigkeit begründet. Da die Werthaftigkeit der Gruppe eine übergeordnete, das Leben des Individuums überdauernde Größe darstellt, kann die so motivierte Identität eines Menschen als klassisches transzendentes Phänomen begriffen werden.

4.7.4 Von postmoderner Transzendenz

Die meisten Leserinnen und Leser werden vielleicht wie ich den Begriff der Transzendenz zunächst mit metaphysischen und religiösen Jenseitsvorstellungen, einer Existenz nach dem Tod, dem himmlischen Paradies oder dem Nirwana in Verbindung bringen. Im Zuge der Aufklärung haben solche Vorstellungen offensichtlich enorm an Überzeugungskraft verloren, werden als vorkritisch bekämpft oder als naiv belächelt. Wenn meine hier vorgestellte Sichtweise zutrifft, müssen der transzendente Trieb bzw. die transzendenten Bedürfnisse andere Triebobjekte bzw. Wege der Bedürfnisbefriedigung suchen und werden sie finden auch dann, wenn die klassischen religiösen Jenseitsvorstellungen nicht mehr überzeugen. Denn es sind fundamentale und vor allem körperliche, organische Kräfte der Verhaltenssteuerung im Bereich des kognitiv Lebendigen. Das bedeutet, sie werden bestehen bleiben, solange es menschliches Leben in der uns bekannten Form gibt.

Was aber könnte der kognitive Horizont des transzendenten Triebs sein, wenn – wie es bei vielen und vor allem bei vielen der gebildeten postmodernen Menschen zumindest in den westlich geprägten Gesellschaften der Fall ist – religiöse Jenseitsvorstellungen abgelehnt werden?

Meinem Eindruck zufolge bereitet es den Menschen keine größeren Schwierigkeiten, in ihrem Denken diesen transzendenten Horizont ins Diesseits zu verlegen. Ob der Horizont der transzendenten Heilserwartung ein jenseitiges himmlisches Paradies oder ein diesseitiges Paradies der kommunistisch/sozialistischen Endgesellschaft sein mag, das göttliche Urteil beim jüngsten Gericht oder das Urteil der Geschichte in 100 Jahren, macht nach meiner Analyse für die existentielle Ist-Situation eines denkenden, fühlenden und handelnden Menschen im Hier und Jetzt kaum einen fundamentalen Unterschied. Als lebende Menschen werden sie diesen kognitiven Horizont ohnehin nicht erleben, sei es nun in Form des himmlischen oder irdischen Paradieses. Für die Motivation transzendent getriebenen Verhaltens ist es ein geschichtliches Faktum, dass beide Horizonte der transzendenten Motivation funktionieren. So haben viele, viele Menschen ihr eigenes und das Leben anderer vor dem Hintergrund diesseitiger und jenseitiger transzendenter Horizonte für gute und furchtbare Zwecke geopfert.

Der transzendente Horizont vieler postmoderner gebildeter Menschen ist nicht mehr der einer Wirklichkeit im Jenseits nach dem Tod. Vielmehr wurde er ins Diesseits verlagert, ohne dass dies die motivationale Dynamik und Kraft transzendenten Verhaltens erkennbar beeinträchtigt. In der Vorstellung der Menschen funktionieren das göttliche Urteil beim jüngsten Gericht oder das Urteil der Geschichte in 100 Jahren auf ähnliche Art und Weise.

4.7.5 Verzweiflung im Paradies

Dass die fehlende transzendente Triebbefriedigung gerade in den westlichen Gesellschaften der Postmoderne ein besonderes Problem darstellt, kann vor dem Hintergrund des hier entwickelten Gedankengangs kaum überraschen. Zum einen sind aufgrund des breiten Wohlstands breiter Bevölkerungskreise die existentiellen Grundbedürfnisse so weitgehend erfüllt, dass der an dieser Stelle wegfallende Kampf ums Überleben dem kognitiven Apparat alle Freiräume lässt, sich auf die transzendente Thematik menschlicher Existenz zu konzentrieren. Zum anderen sind sowohl die kollektiven sakralen transzendenten Systeme der Religion durch Aufklärung und postmodernen Kulturkampf als auch die diesbezüglichen säkularen Experimente in Form politischer Ideologien wie die des Sozialismus und Nationalsozialismus/Faschismus durch die Erfahrungen des 20. Jahrhunderts so weitgehend diskreditiert, dass sie die meisten Individuen des 21. Jahrhunderts kaum noch überzeugen. Damit bleibt die Sinnfrage unbeantwortet, der transzendente Trieb frustriert. Es entstehen: Überdruss, Zynismus und Verzweiflung im materiellen Paradies der Postmoderne.

Wie aber gehen die Menschen, die auch nach Dekonstruktion der großen säkularen und sakralen transzendenten Systeme und Sinnangebote nach wie vor dem transzendenten Trieb ausgesetzt sind, mit dieser Situation um? Was tun sie und wie richten sie sich in ihrem Leben ein? Wie leben sie im Biedermeier der transzendenten Leere?

So wie der Sexualtrieb wirkt und die psychobiologische Konstitution des Menschen ganz wesentlich beeinflusst, auch wenn kein aktives Sexualverhalten beobachtbar ist, verhält es sich ebenso mit dem transzendenten Trieb. Auch wenn keine offensichtlich transzendenten Verhaltensweisen bspw. in Form einer religiösen Kultur beobachtbar sind, beeinflussen die behavioralen Bewegkräfte, die hier unter dem Begriff des transzendenten Triebs zusammengefasst werden, das Verhalten der Menschen weiter, selbst wenn es nicht auf den ersten Blick zu erkennen ist.

Ich meine hier verschiedene Verhaltensmuster zu erkennen, die dem triebhaften Bedürfnis der Menschen nach übergeordneter, das eigene Leben transzendierender Bedeutung entgegenkommen. Diese möchte ich im Folgenden kurz skizzieren.

Ein Platz in der Geschichte: die Strategie der Mächtigen

Eine säkulare Strategie der transzendenten Triebbefriedigung, die über Jahrhunderte hinweg gut beobachtet werden kann, besteht darin, das eigene Handeln mit aller Macht darauf auszurichten, die Endlichkeit und Vergänglichkeit des eigenen Lebens durch einen (tatsächlichen oder auch nur vermeintlichen) Platz in der Geschichte, sei sie nun mündlich oder schriftlich tradiert, zu überwinden.

Dies ist die Strategie der Kriegsführer, »Helden« und politischen Machthaber, die schon in der griechischen Mythologie z. B. in Figuren wie Achill ihren Ausdruck findet. Es ist die Strategie Alexanders des Großen, Caesars, Karls des Großen, Maximilians I. von Habsburg, Ludwigs XIV., Robespierres, Napoleons, Bismarcks, und die Strategie von Diktatoren wie Hitler, Mussolini und Stalin. Die Vorstellung, dass die eigene Existenz in den Erzählungen der Überlebenden weiterleben wird, dass sie nicht im Nichts des Vergessens und der Bedeutungslosigkeit untergehen wird, besitzt seit jeher und bis heute unvermindert eine starke transzendente motivationale Wirkkraft. Wie häufig wird etwa in medialen Diskursen auf das Sprachbild des »Urteils, das die Geschichte fällt« verwiesen. Darin klingen nicht nur klassisch religiös metaphysische Vorstellungen der Beurteilung des eigenen Lebens durch eine höhere, transzendente Instanz (hier die »Geschichte«, also die kollektive Erinnerung und Beurteilung durch die Nachkommen, und nicht Gott) an, sondern auch die Selbstgewissheit (bzw. Hoffnung), dass das eigene Sein und Handeln in veränderter Form fortbestehen wird.

Es ist auch die tiefsitzende, unerträgliche Furcht von Amokläufern, mit ihrem eigenen Leben in der Vergessenheit und Bedeutungslosigkeit unterzugehen, die sie dazu bewegt, ihre brutalen Taten zu begehen. Im Glauben daran, sich hierdurch einen dauerhaften Platz in den Annalen der Geschichte sichern zu können, nehmen sie nicht nur den eigenen Tod, sondern auch die teilweise sogar selbst erkannte moralische Verwerflichkeit des eigenen Handelns in Kauf.

Das mehr oder weniger bewusste, übergeordnete Ziel, sich einen Platz in der Geschichte zu erobern, stellt eine klassische Variante transzendenter Handlungsmotivation dar, die sich außerhalb wahnhaften Erlebens jedoch fast nur den politisch Mächtigen und Gewalttätigen eröffnet.

Ein Platz in den Büchern: die Strategie der Schreiber

Eine weitere Variante, dem drohenden Vergessen zu entgehen, besteht darin, Bücher zu schreiben.

Viele Menschen äußern immer wieder, wenn sie von ihren Erlebnissen und Erfahrungen sprechen, den Satz »Darüber könnte ich ein Buch schreiben«. Damit möchten sie zumeist der Besonderheit und Einzigartigkeit ihrer Erlebnisse bzw. ihres Lebens Ausdruck verleihen. Zugleich hebt der besagte Satz darauf ab, dass Bücher eine bewährte Form darstellen, Inhalte dauerhaft, also auch über das eigene Leben hinweg, zu bewahren. Tatsächlich haben auch im Zeitalter der Digitalisierung Bücher ihre Faszination für die Menschen noch nicht verloren. Dies gilt ebenso für E-Books, die in digitaler Form zwar weniger sinnlich fassbar sind, inhaltlich jedoch fortbestehen. Sie ähneln damit im Hinblick auf die transzendente Imagination ein wenig mündlichen Überlieferungen aus vorschriftlicher Zeit.

Das Schreiben von Büchern, die das eigene irdische Sein überleben, kann als transzendente Strategie der Akademiker und Intellektuellen, Philosophen, Wissenschaftler, Schriftsteller und Journalisten identifiziert werden. Dabei ist es allerdings wenig wahrscheinlich, dass zu Lebzeiten all die zahllosen Bücher und Texte überhaupt in nennenswertem Umfang gelesen und damit verarbeitet werden. Das durchaus verbreitete Wissen darum beeinflusst die große Zahl von Autoren jedoch kaum, da sich deren transzendente Motivation nicht aus der Faktizität, sondern der Imagination speist, die eigene Endlichkeit überwinden zu können.

> Das Schreiben von Büchern und Texten kann als profane Variante einer transzendenten Motivation begriffen werden, auf die viele Schriftsteller, Philosophen, Wissenschaftler, Intellektuelle und Journalisten zurückgreifen. Es ähnelt der Strategie der Mächtigen, nur dass Autoren ihre Bücher selber schreiben.

Ein Platz in den Objekten der Welt: die Strategie der Künstler und Erfinder

Ganz ähnlich können die transzendenten Aspekte der Handlungsmotivation von Künstlern, Architekten, Baumeistern, Erfindern und Technikern verstanden werden. Nur sind es in diesen Fällen nicht Bücher, die das eigene Leben transzendieren, sondern Bilder, Kunstwerke, Häuser und Schlösser, Gerätschaften, Brücken, Wasserleitungen und Brunnen. Wie bei den o. g. transzendenten Beweggründen sei hier noch einmal betont, dass die transzendenten Aspekte die Handlungsmotivation sicher nicht allein bestimmen. Denkt man etwa an Gustave Eiffel, so haben ihn sicher ebenfalls ganz handfeste finanzielle und eine Vielzahl weiterer Interessen angetrieben, seinen Turm in Paris zu erbauen. Dennoch spricht vieles dafür, dass die Vorstellung, in diesem Bauwerk ein Stück weit fortzuleben, *eine* relevante Motivation seines Handelns darstellte. Ganz ähnlich verhält es sich bei Künstlern wie Michelangelo, van Gogh, Picasso, Beuys usw., bei Erfindern, Technikern oder Oberhäuptern von Unternehmen, landwirtschaftlichen Gütern oder Adelsfamilien, für die das dauerhafte Fortbestehen ihrer Firma, ihres Hofes oder Schlosses erkennbar transzendente Bedeutung hat.

> Die Vorstellung, dass das eigene Leben in den Objekten der Welt (Kunstwerke, Bauwerke, Erfindungen, Firmen etc.) transzendiert wird, kann als motivierender Faktor im Verhalten vieler Menschen erkannt werden.

Das Diesseits zur Transzendenz erklären: die Strategie der Reichen

Die Frage nach dem Sinn des Lebens ist, wie weiter oben schon ausgeführt, thematisch mit dem transzendenten Trieb eng verknüpft. Während letzterer die verhaltensbiologisch beobachtbare Tatsache beschreibt, dass übergeordnete und überwertige, transzendente Verhaltensziele für viele Verhaltensweisen von Menschen eine hohe motivationale Relevanz haben, fragt ersterer nach der allgemeinen Antwort auf die Frage, was ein solches übergeordnetes Ziel (eben der Sinn des Lebens) sein und wie dies überzeugend begründet werden könnte. Die Philosophiegeschichte hat einige Antworten auf diese Frage hervorgebracht, die damit als Beispiele transzendenter Motivation betrachtet werden können. Eine der säkularen Varianten dieser Antwortversuche ist der Hedonismus.

Nach dem antiken Begründer dieser Weltanschauung, Aristippos von Kyrene (ca. 435–355 v. Chr.), ist es das inhärente und übergeordnete Ziel des menschlichen Lebens, möglichst viel Lust und wenig Leiden zu erleben. Während Epikur, der heute bekannteste Vertreter des antiken Hedonismus, dabei ein tugendhaftes und durchaus asketisches Leben im Sinn hatte mit dem Ziel, unvernünftige Begierden zu kontrollieren, um so konsekutives Leiden zu minimieren, war Aristippos ähnlich wie viele moderne Vertreter der hedonistischen Weltanschauung (wie Jeremy Bentham, 1748–1832) der Meinung, dass die Maximierung kurzfristiger und konsumatorischer Lust und die Vermeidung von Schmerz und Leid den eigentlichen Sinn des Lebens darstellten. Ähnliche Sichtweisen finden ihren Ausdruck im »carpe diem« des Barock oder im Motto »Sex, Drugs and Rock and Roll« der 1970er Jahre.

Nun liegt es vordergründig nahe, derartig motivierte Verhaltensweisen ausschließlich unter dem Aspekt vegetativ und animalisch triebhaften Verhaltens zu verstehen, wie etwa dem Ernährungs- und Sexualtrieb. Eine derartige Interpretation würde jedoch zu kurz greifen und insbesondere nicht der Position der Vertreter eines solchen Hedonismus gerecht werden, wie ihn bspw. Bentham verstand. Denn in den meisten Varianten des philosophischen und politischen Hedonismus wird dem Streben nach Lust ein Wert beigemessen, der weit über die situative sexuelle oder gustatorische Lusterfüllung hinausgeht. Vielmehr werden ein derartig lustorientiertes Leben und vor allem die dementsprechende Gesinnung als transzendenter Akt begriffen, in dem das individuelle hedonistische Handeln zum Entstehen einer besseren Gesellschaft in der Zukunft beiträgt. Deutlich wird die Verknüpfung von kurzfristig lustorientierten mit übergeordnet transzendenten Motiven z. B. im Manifest der »Hedonistischen Internationalen«, in dem das Streben nach Freude, Lust und Genuss und selbstbestimmtem Leben für alle Menschen gefordert wird und in dem der Überzeugung Ausdruck verliehen wird, dass Hedonismus nicht als Motor einer dumpfen, materialistischen Spaßgesellschaft, sondern als Chance zur Überwindung des Bestehenden gesehen wird. Klar wird, dass zumindest die Vertreter dieser Bewegung ihrem eigenen Selbstverständnis zufolge Freuds Interpretation zurückgewiesen hätten, hierbei handele es sich lediglich um eine verdrängte Sublimierung des Sexualtriebs. Stattdessen erheben sie ausdrücklich den Anspruch, im hedonistischen Verhalten einen Beitrag zur Überwindung (unguter) aktueller Zustände zu leisten, was offensichtlich als säkulare transzendente Motivation begriffen werden muss (Hedonistische Internationale 2019).

Aber auch wenn sich die hedonistische Internationale von den Werten einer materialistischen Spaßgesellschaft klar abgrenzt, muss aus nüchterner Distanz doch auch erkannt werden, dass eine derartige transzendente Positionierung – zumindest solange nicht die Epikureische Variante des Hedonismus vertreten wird – für von Armut, Krankheit oder Behinderung betroffene Menschen mit wenig Ressourcen nur schwer umzusetzen ist. Wohlhabende Menschen, die über Geld, Einfluss, Macht, Ressourcen und gesunde, gut gebaute Körper verfügen, können dagegen ihre transzendenten Bedürfnisse viel leichter im Kontext einer solchen hedonistischen Positionierung ausleben.

Betont sei, dass mit der obigen Beschreibung keine moralische Bewertung hedonistisch transzendenter Positionierungen vorgenommen werden soll. Vielmehr möchte ich aus ethologischer Perspektive darauf hinweisen, dass derartige Motivationsstränge komplexer menschlicher Verhaltensweisen Beispiele transzendenter Motivation bzw. aus objektiver ethologischer Perspektive des transzendenten Triebs aus unserem Alltag darstellen.

> Auch wenn hedonistische Motive komplexer Verhaltensweisen auf den ersten Blick rein immanent motiviert zu sein scheinen, kommen in vielen Beispielen auch übergeordnete, das eigene Sein und situative Lusterlebnis übersteigende Sinnkonstrukte zum Tragen, die als Ausdruck transzendenter Beweggründe verstanden werden können.

Ein Platz im Himmel: die Strategie der Armen und Kranken

Von Armut, schwerer (chronischer) Krankheit und Behinderung betroffene Menschen sind und waren seit jeher in allen Gesellschaften der Welt benachteiligt, teilweise alleine aufgrund ihrer körperlichen Gebrechen. Aber natürlich sind auch sie dem Wirken des transzendenten Triebs ausgesetzt, da sie erkenntnisfähig sind und das Ende der eigenen Existenz in den Blick nehmen werden. Es fällt auf, dass viele Religionen gerade diese große Gruppe von Menschen in den Blick nehmen. Es liegt nahe, dass derartig benachteiligte Menschen eine Wirklichkeit jenseits des irdischen Lebens als transzendentes Ziel und transzendente Hoffnung in den Blick nehmen, da sie eine hedonistische Deutung des Lebens als Hohn empfinden müssten (zumindest in seiner Aristippoischen Variante). Nach wie vor ist es zumindest außerhalb der westlichen Staaten die große Mehrzahl der Menschen, die sich selber den transzendenten Denkinhalten einer der großen Religionsgemeinschaften zuordnen würden. Diesen ist, von wenigen Ausnahmen abgesehen, gemein, dass sie alle eine existentielle Wirklichkeit jenseits des irdischen Lebens erhoffen.

Der Gedanke einer existentiellen Wirklichkeit jenseits der irdischen Welt, wie immer er auch in den verschiedenen Religionen ausgeführt und in ein konkretes transzendentes System eingebettet sein mag, repräsentiert die klassische Variante einer transzendenten Motivation. Immer dann, wenn konkretes Verhalten bewusst und intentional an den Geboten des Judentums, Christentums oder Islam ausgerichtet wird, ist dies als Ausdruck einer transzendenten Motivation zu verstehen. Auch wenn sich in all diesen konkreten Verhaltensbeispielen die unterschiedlichsten Beweggründe überlappen und durchwirken, stellen sie dennoch die zahlenmäßig möglicherweise sogar größte Untergruppe transzendent motivierter Verhaltensweisen dar.

> Bei den meisten klassisch religiös motivierten Verhaltensweisen ist die übergeordnete Handlungsperspektive die Vorstellung einer existentiellen Wirklichkeit jenseits des irdischen Lebens.

Ein Platz im Gedächtnis: die Strategie der Familien

Abschließend möchte ich eine aus meiner Sicht häufige transzendente Motivvariante vorstellen, die zahlenmäßig und an alltäglicher Relevanz wahrscheinlich die der religiösen Motive noch bei weitem übertrifft – die Verhaltensweisen zum Wohle von Familie und Freunden. Überall auf der Welt, zu allen Zeiten in der Geschichte und in der Evolution können Verhaltensweisen beobachtet werden, in denen Lebewesen relevante Nachteile im Hinblick auf das eigene Leben und die eigene Lust in Kauf nehmen, weil sie sich davon Vorteile für die eigenen Kinder, die Familie, die Peergroup oder Freunde erwarten. Auch wenn der postmoderne Diskurs das klassische Sich-Aufopfern für die Familie eher diskreditiert, ist es doch unabhängig von der moralischen Bewertung solcher Verhaltensweisen ein Faktum, dass solche Verhaltensmuster auch heute noch häufig zu beobachten sind. Aus motivationstheoretischer Sichtweise ließe sich argumentieren, dass dieses Phänomen eher den animalischen Trieben der Brutpflege in einer etwas abstrakteren Art und Weise zuzuschreiben wäre. Diese Sichtweise ist nicht ganz von der Hand weisen, und wie immer überschneiden und überlappen sich die Motivationsstränge. Eine genaue phänomenologische Analyse lässt jedoch darauf schließen, dass die meisten Menschen bei einer derart motivierten altruistischen Verhaltensweise das ganz konkrete Leben der eigenen Kinder und Kindeskinder im Blick haben und sich vorstellen, dass sich das eigene Leben ein Stück weit in den kommenden Generationen fortsetzen wird. Diese Motivlage kann ganz unabhängig von der biologischen auch in Form einer rein sozialen Elternschaft gedacht werden. Diese transzendente Konstellation kann in Analogie zur Strategie gedacht werden, sich mittels eines überragenden politischen, militärischen, sozialen, künstlerischen oder wissenschaftlichen Wirkens einen Platz in der Geschichte zu sichern. Mit dem Unterschied, dass hierbei nicht an die Geschichtsbücher, sondern die zukünftigen Geschichten und Erzählungen der eigenen Nachkommen gedacht wird. Diese primär profane Variante transzendenter Motivation ist sehr wirkmächtig und im Verhalten der meisten Menschen sehr häufig anzutreffen.

Familienorientiertes Verhalten weist in vielen Fällen klassische Merkmale einer transzendenten Motivation auf.

4.8 Zur Psychodynamik des transzendenten Triebs

Transzendente Triebe und Bedürfnisse sowie transzendentes Denken und Verhalten der Menschen weisen seit jeher und bis heute unverändert eine Reihe von stereotypen Mustern auf. Diese scheinen unabhängig davon zu sein, ob das jeweilig beobachtete transzendente Denken in klassische religiöse Systeme eingebettet ist (konfessionelles hinduistisches, jüdisches, buddhistisches, christliches, islamisches Denken) oder im Kontext säkularer transzendenter Systeme auftritt (kommunistisches/sozialistisches oder nationalsozialistisches/faschistisches Denken, parteipolitische Einbindungen, ökologisch politische transzendente Denksysteme etc.). Die damit einhergehenden Muster und typischen psychodynamischen Reflexe sind in Tabelle 4.2 zusammengefasst (▶ Tab. 4.2).

Die Art und Weise, wie transzendentes Denken als übergeordnete Zielsetzung und damit verbunden als Sinngebung das Leben und Verhalten einzelner Menschen und großer Gruppen beeinflusst (▶ Kap. 4.7.2), kann an der geschichtlichen Dynamik einzelner Protagonisten oder religiöser Gruppen studiert werden. So verdeutlicht bspw. die Novelle »Michael Kohlhaas« von Heinrich von Kleist (1777–1811), wie ein einzelnes existentielles Thema, nämlich eine Ungerechtigkeit, die Michael Kohlhaas widerfuhr, mit grundsätzlicher Bedeutung überhöht wird und in der Folge als alles bestimmendes, sein eigenes Leben transzendierendes Ziel sein ganzes weiteres Denken und Handeln prägt. Das Beispiel veranschaulicht die positiven Aspekte der transzendenten Motivation, nämlich ihre anarchische Autonomie, die Unabhängigkeit vom Common Sense oder der Meinung und Einstellung der Mehrheit, ihre fehlende Kontrollierbarkeit durch Machthaber und das fast schon wahnhafte Ausmaß an tatkräftiger Energie, die dieser Motivationsform menschlichen Handelns entspringen kann. Es illustriert zugleich die Gefahren und negativen Seiten, die eng mit den positiven Aspekten verknüpft sind: die Radikalisierungstendenz, den Mangel an sozialer Einbindung, die eingeschränkte Fähigkeit zum Perspektivwechsel und zur kognitiven Empathie sowie den Fanatismus und die Gewalttätigkeit, die leider nicht selten mit der Durchsetzung transzendenter Ziele einhergehen.

Von zentraler Bedeutung ist in diesem Zusammenhang der Begriff der Überwertigkeit. In der Psychopathologie ist auch von einer »Hyperbulie« oder »überwertigen Idee« die Rede. Als hyperbulische oder überwertige Idee wird dabei ein Leitgedanke, eine Weltanschauung, Auffassung, Idee oder ein Ziel angesehen, welches für das Denken und Handeln eines Menschen eine überragende, alle anderen Ziele dominierende Bedeutung gewinnt (Scharfetter 2010, S. 310).

Tab. 4.2: Muster und psychodynamische Mechanismen transzendenten Denkens und Verhaltens

Phänomen	Bedeutung	Beispiel	Positiver Aspekt	Negativer Aspekt
Überwertigkeit (Hyperbulie)	Das transzendente Ziel wird eindeutig überwertig und verdrängt andere motivationale Ziele (materielles Wohlergehen, Sexualität, soziale Verträglichkeit etc.)	Michael Kohlhaas' Kampf für Gerechtigkeit. Religiöse, politische, weltanschaulich begründete Ziele verdrängen das Wohlergehen der eigenen Person, Familie, Gesellschaft.	Autonomie, fehlende autoritäre Kontrollierbarkeit, Einsatzbereitschaft, Entschiedenheit	Mangelnde soziale Einbindung, Tendenz zur Wahnhaftigkeit, Unkorrigierbarkeit, Fanatismus
Ausschließlichkeit	In der Abwägung transzendenter versus immanenter Ziele und verschiedener transzendenter Ziele gegeneinander rückt ein transzendentes Ziel immer mehr in den Fokus und schließt alle anderen aus.	Ein Eremit zieht sich in die Isolation zurück, um sich nur Gott zu widmen. Die Konzentration von Protagonisten ökologischer Bewegungen wie z. B. Extinction Rebellion oder anderer identitärer oder sektiererischer Bewegungen auf das jeweilige Thema.	Die transzendente Motivation erschließt eine fast grenzenlose Energie zur Erreichung des transzendenten Ziels.	Der Mensch, der Entscheidungen zu treffen hat, ist fortlaufend immer weniger dazu in der Lage, Alternativen zu entwickeln, andere Perspektiven einzunehmen sowie pragmatisch und angemessen zu handeln.
Expansion	Es wird versucht, auch alle anderen von der überwertigen Bedeutung des eigenen transzendenten Ziels zu überzeugen.	Religionsgemeinschaften oder politische Organisationen beginnen zu missionieren, versuchen sich auszubreiten und immer mehr Anhänger zu gewinnen.	Breite gesellschaftliche Gruppen können zur Erreichung eines großen Ziels mobilisiert werden.	Der Pluralismus einer Gesellschaft leidet, immer mehr Menschen verfolgen identische Ziele, eine kulturelle Einengung oder gar Gleichschaltung der Gesellschaft droht.

Tab. 4.2: Muster und psychodynamische Mechanismen transzendenten Denkens und Verhaltens – Fortsetzung

Phänomen	Bedeutung	Beispiel	Positiver Aspekt	Negativer Aspekt
Absolutismus	Das transzendente Thema gewinnt absolute, alles überragende Bedeutung.	»Heiße« gesellschaftliche Themen, wie zuletzt Migration, Klima, die Corona-Pandemie entwickeln sich innerhalb kürzester Zeit von einem relevanten Problem zur absoluten Existenzfrage der Menschheit.	Es können gewaltige individuelle und gesellschaftliche Kräfte zur Problemlösung mobilisiert werden.	Andere zentrale Themen, wie aktuell die soziale Frage, Ökonomie, Gerechtigkeit, Frieden etc., geraten in den Hintergrund.
Verschmelzungstendenz	Das transzendent motivierte Individuum geht ganz in einer Gruppe, Bewegung auf.	Ein Aktivist zieht sich zunehmend von seinen alten Bezugsgruppen zurück, sieht sich primär als Mitglied einer Gruppe, geht in der transzendenten Gruppe auf, sucht dort Geborgenheit und Sicherheit.	Individuelle Bedürfnisse werden zugunsten der Gruppe bzw. Bewegung zurückgestellt.	Aufgabe von Individualismus
Transzendente Systeme				
Kollektivierungs- und Ritualisierungs- dynamik	Innerhalb der Gruppe etablieren sich Rituale mit Bezug auf das transzendente Ziel.	Etablierung von Lehrer-Schülerverhältnissen, Priester-Funktionen, Etablierung von Festen, Gedenkveranstaltungen	Die Gruppenhomogenität und Tatkraft zur Erreichung der transzendenten Ziele steigt.	Zunehmende Dominanz der transzendenten Gruppe über das Individuum; Isolierung der Gruppe von der Gesamtgesellschaft
Identitätsdynamik	Das transzendente Ziel gewinnt eine zunehmend große Bedeutung für die eigene Identität, das eigene Selbstbild, den Selbstwert.	Die Zugehörigkeit zum transzendenten System wird durch Abzeichen, Symbole und Verhaltensmanierismen zum Ausdruck gebracht; die eigene Person wird primär	Sinnstiftung; die Gruppenhomogenität und Tatkraft zur Erreichung der transzendenten Ziele steigen.	Zunehmende Dominanz; Isolierung der Gruppe; Polarisierung und Radikalisierung des transzendenten Systems

Tab. 4.2: Muster und psychodynamische Mechanismen transzendenten Denkens und Verhaltens – Fortsetzung

Phänomen	Bedeutung	Beispiel	Positiver Aspekt	Negativer Aspekt
Ausgrenzungs-dynamik Gretchenfragen	Andere, die die gewählten transzendenten Ziele nicht verfolgen, werden gemieden, ausgegrenzt, abgewertet, verurteilt und verfolgt.	über die Gruppenzugehörigkeit definiert. Zugehörigkeit zum transzendenten System spielt eine überwertige Rolle; über sog. Gretchenfragen werden transzendente Identitäten markiert; Außenstehende und vor allem Aussteiger werden ausgegrenzt (»shunning«).	Sinnstiftung; Gruppenhomogenität und Tatkraft steigen. Macht der Gruppe wächst.	Dominanz des transzendenten Systems; Isolierung der Gruppe; Polarisierung und Radikalisierung des transzendenten Systems; Unterdrückung von Außenstehenden und Aussteigern
Sakralisierungs-tendenz	Das transzendente Ziel wird sakralisiert, mystisch-metaphysisch überhöht, geheiligt.	Das transzendente Ziel wird der gewöhnlichen Welt entzogen; Führerkult; Heiligenverehrung; zunehmende Abkopplung vom rationalen Diskurs.	Sinnstiftung; Gruppenhomogenität und Tatkraft steigen; Opferbereitschaft wächst.	Überprüfung der transzendenten Semantik und Logik entzieht sich zunehmend rationalen Kriterien.
Opfer- und Märtyrerdynamik	Kollektive Gruppen, die transzendente Ziele teilen und verfolgen, erhöhen, feiern und »heiligen« Verfechter der gemeinsamen Sache.	Die Opferbereitschaft Einzelner zur Erreichung des transzendenten Ziels wird systematisch gefördert; durch posthume Verehrung wird die transzendente Motivation erhöht.	Sinnstiftung; transgenerationale Macht und Opferbereitschaft steigen.	Die Gefahr von Gewalt, Auto- und Fremdaggressivität und anderen behavioralen Exzessen steigt.

Der Begriff wird häufig in der Psychiatrie zur Beschreibung von Grenzphänomenen hin zum Wahn genutzt (TvE 2017, S. 36), meint aber Formen des inhaltlichen Denkens, die noch nicht sicher als wahnhaft klassifiziert werden können. Dennoch wird die Idee bzw. Auffassung meist mit einem subjektiven Gefühl der fast absoluten Gewissheit vorgetragen, ist einer abwägenden, argumentieren Auseinandersetzung kaum noch zugänglich und praktisch meist unkorrigierbar. Der berühmte Psychiater Eugen Bleuler wies schon 1966 auf Folgendes hin: »Um mit dem Begriff der Wahnidee umgehen zu können, braucht es Lebenserfahrung: man muss dabei wissen, welche unkorrigierbaren Irrtümer der Gesunde in seinem Gesellschaftskreis häufig zu bilden pflegt ...« (Bleuler 1966, S. 50) (▶ Kap. 2.5.1). Damit ist phänomenologisch genau das hier Gemeinte angesprochen, nämlich die Tatsache, dass gesunde und sicher nicht psychiatrisch kranke oder wahnhafte Menschen immer wieder dazu neigen, bestimmte Leitgedanken zu überhöhen. Dann können solche Denkinhalte, Grundüberzeugungen oder Weltanschauungen zur alles dominierenden Motivationsquelle werden, die nicht selten zu Extremismus, Fanatismus und rücksichtslosen, ausgrenzenden, intoleranten und destruktiven Verhaltensweisen führen. An dieser Stelle möchte ich vor allem darauf hinweisen, dass die zugrunde liegende Motivation in solchen Fällen häufig als transzendent klassifiziert werden muss.

Transzendente Ziele scheinen eine Tendenz zur Ausschließlichkeit zu haben. In der Gegenwart kann dies auf plastische Art und Weise an Themen wie Migration oder der Klimafrage beobachtet werden. Innerhalb kürzester Zeit bildeten sich im Dunstkreis dieser gesellschaftlich ohne jeden Zweifel hochrelevanten Themen Bewegungen, die in vielerlei Hinsicht an transzendente Systeme und die oben beschriebene Dynamik erinnern. So werden endzeitliche Schreckensszenarien in den Blick genommen (der Untergang des Abendlandes, der Untergang der Welt), die aus praktischer Sicht zumindest in eine Zeit weit hinter dem eigenen Erlebenshorizont zu datieren sind. Das transzendente Thema entfaltet eine expansive und überwertige Dynamik. D. h. Menschen, die sich in die transzendente Organisation (Bewegung) einbetten, entwickeln schrittweise eine immer stärkere Fokussierung, Konzentration und Einengung ihres Wahrnehmens, Denkens, Redens und Urteilens. Die Kollektivierungsprozesse sind dabei auf allen Seiten des politischen Spektrums in allen westlichen Ländern gut zu beobachten. Die Positionierung der eigenen Person zu den jeweilig interessierenden Themen wird immer wichtiger und bekommt eine zunehmend hohe Bedeutung für die eigene Identität. Die Positionierung der Anderen wird zunehmend über Gretchenfragen überprüft (»Wie hältst Du es mit der Migration/dem Klima?«) und die Antwort führt zu einer umfassenden, kategorischen Einordnung und moralischen Bewertung des Anderen. Die diskursiven Auseinandersetzungen der verschiedenen Akteure nehmen immer klarer die Formen einer Konfliktkommunikation an.

Betont sei, dass mit der obigen vergleichsweise nüchternen und wissenschaftlich distanzierten Analyse der besagten zeitgeschichtlichen Entwicklungen keinerlei inhaltliche Positionierung zu einem der angesprochenen politischen, ökologischen, kulturellen oder religiösen Themen beabsichtigt ist. Dies ist weder Thema dieses Buches, noch dessen Anliegen (▶ Exkurs 4.1). Vielmehr geht es allein darum, menschliches Verhalten als solches zu verstehen und zu erklären. D. h., im Mittelpunkt steht die psychobiologische und motivationale Dynamik, die sich hinter den wichtigsten und komplexesten Verhaltensweisen der Menschen verbergen kann. Es ist evident, dass solche Verhaltensweisen im engen Zusammenhang mit Themen stehen, die für die Menschen von (subjektiv) existentieller Bedeutung sind, seien es Themen und Fragen der Ökologie, Politik, Religion, Familie, Kunst, Wissenschaft, Kultur, Literatur oder des Sports.

Exkurs 4.1: Ist die transzendente Wissenschaft ein Sakrileg?

Wenn in diesem Buch die Motivation gesellschaftlicher Bewegungen oder politischen Engagements im Kontext aktuell intensiv diskutierter Probleme thematisiert und gefragt wird, ob über die unmittelbaren, rational vorgetragenen Beweggründe hinaus auch transzendente Motive eine wichtige Rolle für ein solches Engagement spielen könnten, so mag diese wissenschaftliche Perspektive möglicherweise bei manchen Menschen das Gefühl aufkommen lassen, die Wichtigkeit und Besonderheit dieses Engagements solle relativiert werden, indem es als Ausdruck triebhafter Verhaltensimpulse umgedeutet werde.

Ganz ähnlich könnten religiöse Menschen empfinden, für die ihr Glaubensinhalt heilig ist (Gott oder welchen Namen das transzendent Absolute auch immer für sie haben mag; Sozialismus, Ökologie, Familie, Kunst, Musik, Sport, Politik ...), und die damit in dieser nüchternen Analyse transzendent motivierter Verhaltensmuster eine Abwertung, eine Entheiligung, ein Sakrileg bzw. eine Gotteslästerung sehen.

Ein Problem einer solchen Sichtweise liegt dabei schon allein in der Fragestellung, die unausgesprochen voraussetzt, dass die Wissenschaft sich selbst über alle anderen Erkenntnisquellen stellt. Denn sie ist es, die den analytischen, klinischen Blick von außen wirft, Phänomene analysiert und Diagnosen stellt.

Dabei übersieht die Wissenschaft – oder zumindest einige ihrer Protagonisten – oft, dass sie selbst als transzendentes System begriffen werden kann, wenn sie die in Tabelle 4.2 beschriebenen Muster und Mechanismen transzendenten Denkens und Verhaltens erfüllt (► Tab. 4.2). Denn anders als viele Zeitgenossen meinen, ist es auf den ersten Blick keinesfalls völlig klar, was Wissenschaft ist und was nicht. Schließlich sind auch Wissenschaftler Menschen und damit dem transzendenten Trieb ebenso ausgesetzt wie alle anderen Menschen. Selbstverständlich gilt selbiges auch für mich als Autor dieses Buches.

Daher will ich hier die Frage erörtern, ob die Tatsache, dass ich in diesem Buch einen transzendenten Trieb postuliere, in irgendeiner Weise die von mir oder anderen vertretene transzendente Semantik relativiert oder entwertet. Mit anderen Worten: Würde es für einen gläubigen Hindu, Juden, Buddhisten, Christen, Muslim, einen Anhänger des Kommunismus oder Sozialismus, einen eingefleischten Verfechter der einen oder anderen politischen Partei oder einen glühenden Klimaaktivisten oder Naturschützer eine Entwertung seiner transzendenten Ziele und behavioralen Motivation bedeuten, wenn der transzendente Trieb genauso angenommen wird, wie es hier vertreten wird?

Manche werden möglicherweise zunächst annehmen, dass dem genau so ist. Denn entsprechendes transzendentes Verhalten würde ja nur als Triebverhalten in Analogie zu Essen, Trinken und Sexualität gesehen. Bei genauer Betrachtung ist dies jedoch nicht der Fall. Denn diese Annahme träfe nur für den Fall zu, dass Freiheit negiert würde. Nähme man in der Tat an, dass entsprechendes Verhalten ohne jede Freiheit zustande kommt, läge in der Ausdeutung transzendent motivierten Engagements als Triebverhalten tatsächlich eine Entwertung, deren Kern darin bestünde, dass man jedes Verhalten ohnehin als unfrei betrachtete. Unter der Annahme der Unfreiheit von Verhalten verlieren Begriffe wie Ethik, Moral, Werthaftigkeit, Gut und Böse jedoch ohnehin jede Bedeutung. Sie würden in der Sprache der philosophischen Richtung des Wiener Kreises nur als schwer zu erklärende Begriffsdichtungen interpretiert (Carnap 1930).

Zentrales Anliegen dieses Buches ist es stattdessen, klar herauszuarbeiten, was Freiheit ist und wie sie funktioniert (▶ Kap. 2, ▶ Kap. 3). Dabei wurde deutlich gemacht, dass gerade transzendente Verhaltensweisen am ehesten von allen unterschiedlich motivierten Verhaltensweisen, die bei Menschen zu beobachten sind, in den Bereich des potentiell freien Verhaltens gehören.

Das bedeutet nicht, dass sämtliche Aspekte transzendenten Verhaltens im bewussten Sinne frei sind. Freiheit entfaltet sich vielmehr auch im Bereich transzendenten Verhaltens im Spannungsfeld individueller persönlichkeitsstruktureller Besonderheiten, krankhafter Zustände und situativer Probleme (▶ Kap. 2). Ebenso ereignet sich transzendente Freiheit in der gesellschaftlichen Wirklichkeit im Kontext der jeweiligen gesellschaftlichen Kulturen (Persönlichkeitsstrukturen der gesellschaftlichen Gruppen), der gesellschaftlichen Zustände der jeweiligen Gegenwart (Harmonie oder Polarisierung, Krieg oder Frieden) und der spezifischen Probleme des gegebenen Diskurses (▶ Kap. 3). Auch ist nicht jedem sich transzendent verhaltenden Menschen die eigene transzendente Motivation immer zwingend bewusst. Zudem gibt es gerade im Bereich transzendenten Verhaltens und transzendenter Kultur ebenfalls Mechanismen der gesellschaftlichen Unterdrückung. Tabelle 4.2 dieses Buches (▶ Tab. 4.2) weist auf eben diese Muster und Mechanismen hin, um auf deren Auswirkungen, die die individuelle Freiheit der Menschen unterdrücken können, aufmerksam zu machen.

Das alles ändert aber nichts daran, dass gerade transzendentes Verhalten seiner Natur nach in den freien Bereich menschlichen Agierens gehört – zumindest so lange es nicht unterdrückt oder politisch erzwungen wird. Daher entwertet der wissenschaftlich diagnostische Blick von außen auf die verhaltensbiologischen Phänomene transzendenter Denk- und Verhaltensweisen in keiner Weise die Semantik transzendenter Systeme bzw. die Werthaftigkeit transzendent motivierter Verhaltensweisen. Weder werden die Inhalte eines religiösen Glaubens an die Wirklichkeit einer jenseitigen Welt (jenseitiges Paradies) noch eines Glaubens an die kommunistische oder sozialistische Zielgesellschaft, den Humanismus, die Wissenschaft oder die Bedeutung eines intakten oder idealen Klimas der Welt (diesseitige Paradiese) in Frage gestellt. Vielmehr geht es in diesem Buch darum, dass die darauf bezogenen transzendenten Denk- und Verhaltensweisen für die Erklärung menschlichen Verhaltens von herausragender Bedeutung sind und dass sich im Dunstkreis dieser transzendenten Wirklichkeit Verhaltensmuster und -mechanismen beobachten lassen, die überaus wirkmächtig und gefährlich sein können.

Ist die hier entwickelte These richtig, dass eine transzendente Motivation in diesem Kontext von zentraler Bedeutung ist, würde das für das Thema auf der Sachebene (z. B. die Relevanz der ökologischen Frage) zunächst einmal gar keine Rolle spielen. Sie könnte aber helfen, sowohl die individuelle als auch die gesamtgesellschaftliche Dynamik besser zu verstehen, die sich musterhaft im Zusammenhang transzendent motivierten Verhaltens – vor allem in den kollektiven Varianten – zeigt. Nicht zufällig waren es, betrachtet man die Menschheitsgeschichte, immer wieder transzendente Motivationen, die sich im Rahmen vieler kriegerischer und gewalttätiger Auseinandersetzungen als wesentliche Triebkräfte erwiesen haben und die als solche dabei instrumentalisiert und missbraucht wurden.

Die Psychodynamik, die der transzendente Trieb entfaltet, erklärt sowohl auf individueller als auch auf kollektiver Ebene seine behaviorale Wirkmächtigkeit und Gefährlichkeit.

5   Die Ökologie der Transzendenz

»Hat man sein *warum?* des Lebens, so verträgt man sich fast mit jedem wie?«
Friedrich Nietzsche, Götzendämmerung §12 (1889)

In diesem einleitenden Nietzsche-Zitat ist der Spannungsbogen ausgedrückt, in dem transzendentes Handeln nicht immer, aber oft stattfindet. Im »Warum des Lebens« klingt das übergeordnete Ziel des situativen Handelns, der Sinn und das Telos des Lebens, an, das Große, das Heroische, das Paradiesische, das Edle und Gute, dem der Einsatz des eigenen Lebens gelten soll. Durch dieses übergeordnete Ziel wird das eigene Leben überhöht, wertvoll, bedeutungsvoll und sprengt den Rahmen der drohenden Bedeutungslosigkeit der eigenen Existenz angesichts des erkannten unausweichlichen Todes.

In dem Fragment »erträgt fast jedes wie« klingt das Opfer an, welches dem Telos, dem übergeordneten Ziel, dem Gott, dem Staat, der Nation, dem Volk, der Umwelt etc. gebracht werden muss. Dieses Opfer kann ein passives Erleiden und Erdulden sein, wie bei Hiob, der sein Leben mit all der Krankheit, dem Unglück und Leid annehmen kann, ohne zu verzweifeln, weil er es als göttliche Prüfung sieht. Es kann aber auch das Leiden, Kämpfen, Töten und Morden an den Fronten und in den Schützengräben all der vielen Kriege sein, deren Unsinn durch transzendente Sinnstiftung verdeckt wurde. Solchen Täuschungen erlegen opferten viele Menschen aus edlen, transzendenten Motiven ihr eigenes Leben und das ihrer Opfer auf dem Altar ganz verschiedener sakraler oder profaner, immer aber transzendenter Ziele, Götter und Götzen.

Die Beispiele illustrieren ein weiteres Mal die zweischneidige Funktion transzendenter Motivation im Verhalten von Menschen, ihre Wirkmacht und Gefährlichkeit. Sie machen zugleich deutlich, dass Transzendenz zwar auf rein individueller Ebene gedacht werden kann, praktisch jedoch fast immer in einem kulturellen Kontext stattfindet, dann nämlich, wenn individuelles transzendentes Denken und Handeln in die Theorie und Praxis transzendenter gesellschaftlicher Systeme eingebettet wird.

5.1 Das Diesseits und Jenseits transzendenten Verhaltens

Das Diesseits der Transzendenz wird durch die psychobiologische Faktizität bzw. die weitgehend noch unverstandene komplexe Neurobiologie repräsentiert, die den transzendenten Trieb begründet. Gemeinsam mit vielen anderen strukturellen Persönlichkeitsmerkmalen repräsentiert dieser transzendente Trieb in interindividuell unterschiedlichem Ausmaße und unterschiedlicher Qualität die strukturellen Besonderheiten einer Person (▶ Abb. 2.1, ▶ Abb. 2.2, ▶ Abb. 2.3). Wichtig ist, dass es sich dabei um ein konkretes, körperliches, psychobiologisches Phänomen handelt, welches aufgrund der Unterschiedlichkeit der menschlichen Körper nicht bei allen Menschen qualitativ und quantitativ gleich ausgeprägt ist. So wie bspw. der Sexualtrieb psychobiologisch begründet ist und gerade deshalb von Mensch zu Mensch variieren kann, gilt dies ebenso für den transzendenten Trieb als kognitiven Trieb.

Ebenso wie bei den an anderer Stelle vorgetragenen Überlegungen zur Natur von Lebensphänomenen wie Erkenntnis, Sprache und Logik (TvE 2003) sowie Freiheit (TvE 2015) ist es für den hier entwickelten Gedankengang zur Motivation von Verhalten entscheidend, dass all diese Phänomene als körperliche, dinglich fassbare Gegebenheiten begriffen werden. Der transzendente Trieb ist also ebenso wie der Sexualtrieb biologisch begründet. Er ist natürliche Folge der neurobiologischen Entwicklung der Menschen als Art (Phylogenese) und jedes einzelnen Menschen in seiner individuellen Entwicklung (Ontogenese) und ist eng mit den wachsenden kognitiven Fähigkeiten verwoben. Da es sich um einen kognitiven Trieb handelt, ist auch die individuelle Erfahrungs-, Erkenntnis- und Theoriebildung für die Ausbildung des transzendenten Triebs von zentraler Bedeutung.

Genau an dieser Stelle gewinnt die Kultur und insbesondere die transzendente Kultur ihre prägende Rolle. Zu dem Zeitpunkt, zu dem ein Mensch sich kognitiv so weit entwickelt hat, dass er die eigene Endlichkeit begreift und damit die transzendenten Triebe erwachen, ist er im Allgemeinen bereits lange in die Kultur seiner Muttersprache eingebettet. Mit Aneignung der Sprache und der damit eng verknüpften allgemeinen kulturellen Umwelt eines Individuums sind die ökologischen Rahmenbedingungen transzendenten Verhaltens (das Jenseits der Transzendenz; der transzendente Horizont: ▶ Abb. 4.1) lange aktiv und wirksam, bevor die individuelle transzendente Motivation erwacht. Das bedeutet, dass transzendentes Denken, transzendente Motivation und transzendentes Verhalten sich in den meisten Fällen individueller Entwicklung ganz harmonisch in die transzendente Kultur einfügen, die von der kulturellen Referenzgruppe gepflegt wird, in der das Individuum aufwächst und von der es geprägt wird.

Die ersten und ältesten (erhaltenen) Texte der Menschheit sind solche, die transzendente Themen und Inhalte ausformulieren. Es sind die religiösen Texte der verschiedenen Kulturen, in denen die Menschen sich mit dem guten und richtigen Leben angesichts des Todes, mit der Deutung der Welt und der Sinnfrage des Lebens auseinandersetzen. In den frühen Gesellschaften scheint es kei-

145

ne grundlegende Trennung zwischen allgemeiner und transzendent religiöser Kultur gegeben zu haben. Vielmehr scheint die religiöse Kultur im Zentrum der allgemeinen Kultur früher Gesellschaften gestanden zu haben (Ratzinger 2003, S. 50 ff.). Anhand der in Tabelle 4.2 zusammengestellten Denk- und Verhaltensmuster leuchtet der adaptive Nutzen einer solchen gesellschaftlich einheitlichen, profan-transzendenten Kultur unmittelbar ein (▶ Tab. 4.2). So mussten die jeweiligen kulturellen Gruppen alle Kräfte mobilisieren, um überhaupt in ihrer Umwelt bestehen zu können. Dies war ihnen nur als Gruppe und nicht als individualistische Einzelakteure möglich, was den selektiven Nutzen entsprechender kultureller Ausformungen klar macht.

In den westlich abendländischen Kulturen bewegen sich die religiös-transzendente und die profane Kultur im zweiten Jahrtausend n. Chr. zunehmend voneinander weg, getrieben durch Entwicklungen wie den Investiturstreit, die Reformation, die Aufklärung, die Französische Revolution, die Säkularisierung, den Kommunismus/Sozialismus, den Nationalsozialismus. Das neue, dritte Jahrtausend beginnt in der westlichen Welt mit einer leicht erkennbaren, weiteren Beschleunigung der postmodernen Säkularisierung, mit einem rasanten Schwinden der klassischen religiösen und säkularen transzendenten Milieus. Dies betrifft nicht nur die großen Religionen und herkömmlichen Kirchen, sondern ebenso säkular transzendente Weltanschauungen wie den Kommunismus und Sozialismus oder auch Organisationen wie die traditionellen Volksparteien. An deren Stelle tritt eine Vielzahl neuer Bewegungen und Organisationen, die oft mit atemberaubender Geschwindigkeit entstehen – und z. T. auch wieder vergehen.

Trifft die in diesem Buch entwickelte These des transzendenten Triebs zu, wird sich mit dem Verschwinden der einheitlichen transzendenten Kultur einer Gesellschaft jedoch der transzendente Trieb nicht auflösen. Dies deshalb, da er ein körperliches, psychobiologisches Phänomen ist, das dem seinen unausweichlichen Tod erkennenden, transzendenten Subjekt körperlich innewohnt, ebenso wie die homöostatischen Triebe oder der Sexualtrieb. Genauso wenig, wie mit dem Schwinden klassischer sexualmoralischer Vorstellungen der Sexualtrieb verschwindet, wird der transzendente Trieb schwinden, nur weil sich kollektive transzendente Systeme auflösen. Vielmehr wird er sich neue Objekte der Triebbefriedigung suchen und finden.

Die Beobachtungen zahlreicher Kritiker jedweder religiösen Kultur, dass die transzendenten religiösen Bedürfnisse vieler Menschen in der Geschichte für politische Zwecke missbraucht wurden, sind weitgehend überzeugend und plausibel. Dabei ist aus abendländischer Perspektive bspw. an die Kreuzzüge, die Eroberung und Missionierung Nord-, Mittel- und Südamerikas sowie die Kolonialisierung weiter Teile Afrikas und Asiens zu erinnern. Auch an die Erfahrungen mit den großen totalitären Systemen des 20. Jahrhunderts, dem Kommunismus und Nationalsozialismus, ist zu denken.

Die Tatsache, dass transzendente Motivationen zur machtpolitischen Durchsetzung versteckter Interessen missbraucht wurden und werden, diskreditiert die entsprechenden transzendenten Ziele jedoch nicht automatisch. Die Erfahrungen der Geschichte machen vielmehr deutlich, wie wichtig es ist, dass sich die Menschen der typischen Muster und Mechanismen transzendenter Motivation bewusst werden. Nur wer die gängigen Muster und Mechanismen entsprechender motivationaler Phänomene kennt, kann in einer spezifischen Situation die verschiedenen, konkurrierenden und eben auch transzendenten Motivationsstränge erkennen, klären, abwägen und vor diesem Hintergrund möglichst freie Entscheidungen im Hinblick auf das eigene transzendente Verhalten treffen.

Ich persönlich halte die Annahme oder auch Hoffnung vieler postmoderner Menschen für unrealistisch, dass der transzendente Trieb bzw. aus subjektiver Perspektive transzendente Bedürfnisse und Motivationen mit dem Rückgang kollektiver transzendenter Kultur verschwinden werden. Ein Blick in die Geschichte des 19. und insbesondere 20. Jahrhunderts zeigt in Form der pseudoreligiösen Ausgestaltung des Kommunismus/Sozialismus sowie des Nationalsozialismus vielmehr, dass derartige politische, ideologisch stark ausgeprägte Massenbewegungen in die Fußstapfen der dekonstruierten Religionen gestiegen sind. Ganz im Sinne der weiter oben beschriebenen Muster und Mechanismen individueller und kollektiver transzendenter Psychobiologie entwickelten (und entwickeln) sich aus dieser Dynamik Systeme, die ganz wesentlich von wahnhafter Überwertigkeit, Absolutismus, Indoktrination, messianischem Führerkult, Heiligenverehrung und Ausgrenzung von Minderheiten geprägt waren (und sind) (▶ Tab. 4.2).

Die transzendente Kultur einer Gesellschaft stellt nach den hier entwickelten Vorstellungen die ökologische Umwelt dar, in die sich individuelles transzendentes Denken und Verhalten zwangsläufig einbetten muss. Ganz analog muss sich das wesentlich auch triebhaft, psychobiologisch organisierte Ess-, Trink- und Sexualverhalten einbetten in die kulturell vorgegebenen Regeln, Sitten und Vorstellungen im Hinblick auf Essen, Trinken, Genuss, Lust, Annäherungs- und Sexualverhalten.

Der dranghafte Trieb nach Leben, Überleben und Weitergabe des Lebens und dessen Konkretisierungen in Form des Ernährungs- und Sexualtriebs verschwinden nicht, wenn sich die kulturellen Rahmenbedingungen des Ess-, Trink- und Sexualverhaltens ändern. Die entsprechende Kultur kann vielmehr betrachtet werden als Instrument zur Kanalisierung und Domestizierung dieser mächtigen psychobiologischen Wirkkräfte.

Ganz analog zu dieser Beobachtung kann transzendente Kultur aus der wissenschaftlichen Außenperspektive als kollektives Instrument zur Kanalisierung und Domestizierung des transzendenten Triebs großer Gruppen von Menschen betrachtet werden. Transzendente Bedürfnisse werden erfüllt, es werden übergeordnete sinnstiftende motivationale Angebote gemacht, es werden Denk- und oft ritualisierte Verhaltensangebote gemacht, die insbesondere helfen sollen, mit den Themen der eigenen Vergänglichkeit, Bedeutungslosigkeit und dem Tod – also den Quellen des transzendenten Triebs – umzugehen. So wie die basalen menschlichen Bedürfnisse nicht deshalb verschwinden, weil die sie regulierende Kultur sich ändert, ist dies ebenso für die kognitiven Bedürfnisse nicht der Fall.

Was bedeutet dies für die weitere Entwicklung von Menschen und Gesellschaften in einer Zeit, in der die traditionelle kollektive transzendente Kultur in erkennbarer Auflösung begriffen ist?

Die Antwort auf diese Frage wird uns die Zukunft lehren. Auch wenn die Zukunft offen ist, besteht kein Anlass, so denke ich, allzu pessimistisch zu sein. Der Blick in die Geschichte lehrt, dass die Auf- bzw. Ablösung transzendenter Systeme ebenso wenig etwas Neues ist wie die Auflösung politischer Gebilde, Reiche und Staaten. Das Leben wird weiter gehen, sich neu organisieren und an die neuen Wirklichkeiten – im profanen wie sakralen, im immanenten wie im transzendenten Sinne – anpassen. Es bleibt spannend. Als Individuen und Gesellschaften jedoch sollten wir versuchen, vernünftig zu handeln, um Katastrophen wie in der Vergangenheit zu vermeiden.

Der transzendente Trieb ist ein körperliches, biologisches Phänomen und ein Teilaspekt der rigiden, psychobiologisch determinierten Persönlichkeitsstruktur eines Menschen. Ihr gegenüber ist der Mensch situativ unfrei, er kann sich nur zu ihr verhalten, sie aber im Kern nicht ändern (Diesseits der Freiheit).

Die transzendente Kultur ist ein Teilaspekt der gesamtgesellschaftlichen Kultur einer Referenzgruppe. Sie bildet die strukturelle Umwelt (Ökologie), den Umgebungsraum von expliziten oder impliziten Ge- und Verboten, in die sich der mit der Erkenntnis erwachende transzendente Trieb einbettet (Jenseits der Freiheit). Auch ihr gegenüber ist das Individuum weitgehend unfrei, weil es sie nur minimal gestalten kann.

Eingebettet in einen gesellschaftlichen Diskurs entfaltet sich in einer problematischen Situation (Konflikt) die individuelle und damit auch diskursive Freiheit des einzelnen Menschen und gesellschaftlicher Gruppen. Durch abgewogenes und begründetes Verhalten angesichts de facto bestehender Verhaltensalternativen wird situative und damit u. a. auch transzendente Freiheit realisiert und die eigene Struktur wie die gesellschaftliche Kultur dadurch moduliert.

5.2 Die Warnzeichen der transzendenten Übertreibung

In der Medizin im Allgemeinen, vor allem aber in der psychiatrischen Medizin ist es ein häufiges Phänomen, dass bestimmte körperliche Funktionen oder Reaktionsweisen an sich als physiologisches Phänomen begriffen werden müssen, deren Unter- oder Überfunktionen dann aber als auffällig oder pathologisch klassifiziert werden.

Als Beispiel aus der Inneren Medizin können immunologische Reaktionen vorgestellt werden. Bei dem Immunsystem der Säugetiere handelt es sich um ein hochkomplexes homöostatisches kybernetisches System, das sicherstellen soll, dass die körperliche Integrität eines Individuums im aktiven Kontakt mit seiner Umwelt gesichert bleibt. Nun kann eine Unterfunktion dazu führen, dass der Körper sich gegen pathogene Viren, Bakterien oder Pilze nicht angemessen oder erfolgreich zur Wehr setzt und dadurch Schaden nimmt. Andererseits können immunologische Überreaktionen dazu führen, dass ein nur vermeintlich gefährliches Agens zu intensiv bekämpft wird, wie z. B. beim Heuschnupfen, bei dem an sich harmlose Pollen zu heftigen Immunreaktionen führen, unter denen der Mensch dann leidet.

In solchen Konstellationen ist es regelmäßig sehr schwer, präzise Grenzen zu ziehen, ab wann genau ein Reaktionsmuster bei einem einzelnen Menschen als Unter- oder Überfunktion zu bewerten ist. In der klinischen Praxis hat es sich in vielen Fällen eingebürgert, in schwer zu beurteilenden komplexen Konstellationen von Warnzeichen zu sprechen. Als rote Fahnen bzw. »red flags« bezeichnet, sollen diese als Hinweissignale dafür dienen, dass ein an sich und seiner Natur nach physiologischer Prozess aus dem Ruder läuft und möglicherweise Schaden anrichten könnte.

Solche Warnzeichen lassen sich auch bei transzendent motivierten Verhaltensmustern erkennen. Auf sie wurde bereits weiter oben als die negativen Aspekte transzendenter Phänomene hingewiesen (▶ Tab. 4.2, rechte Spalte). So wird ein einzelnes transzendentes Ziel im Rahmen einer transzendenten Übertreibung sowohl auf individueller als auch gesellschaftlicher Ebene übermächtig, verabsolutiert und sakralisiert – in der Folge dominiert es alle anderen transzendenten und immanenten Ziele. So haben bspw. im Allgemeinen auch durchaus religiös überzeugte Menschen eine Reihe weiterer transzendenter Ziele als Eltern, Staatsbürger, Vereinsmitglieder, Politiker, Umweltschützer, Künstler, Sportler, Musiker usw. usf. Im realen Leben werden die verschiedenen Ziele ständig situationsabhängig neu bewertet, hierarchisiert und entschieden. Gerade hierin manifestiert sich ja die Substanz freien Verhaltens.

Darüber hinaus gibt es weitere triebhaft motivationale Verhaltensziele wie etwa die nach gutem Essen und Trinken, Sicherheit, Ansehen und sozialem Rang, sexueller Lust und Befriedigung, Bewegung und Sport, Ästhetik und Schönheit usw. Beginnt eines der Ziele alle anderen zu verdrängen, erlangt es eine absolute Dominanz, wird es verabsolutiert und auf rigide und situationsunabhängige Art und Weise allen anderen stereotyp übergeordnet, kann dies als Warnsymptom einer transzendenten Übertreibung (transzendenter Exzess) und Fanatisierung betrachtet werden. Im nicht-transzendenten Verhaltensbereich würde man am ehesten von Süchten (Essen, Trinken, Sex, Spielen etc.) sprechen.

Interessanterweise kommt diese Psychodynamik des transzendenten Exzesses in dem Begriff des Fanatismus gut zum Ausdruck. Er stammt etymologisch aus dem Lateinischen, wo das Wort »fanaticus« so viel bedeutet wie »von einer Gottheit in Raserei versetzt«. Gemeint ist die völlig überwertige Besessenheit von einer Idee oder Vorstellung oder von politischen, gesellschaftlichen oder religiösen Überzeugungen, die – so meine Analyse – regelhaft transzendent motiviert sind. Im Fanatismus, sei er nun religiöser oder profaner Natur, erhält das betreffende Thema für dessen fanatischen Anhänger eine überwertige sinn- und identitätsstiftende Bedeutung.

Verbunden damit können meist charakteristische Veränderungen der Wahrnehmung, des Denkens, des Urteilens und des Verhaltens fanatisierter Menschen beobachtet werden, wobei die typischen Verhaltensmuster auch davon abhängen, ob die transzendente Übertreibung bei einer gesellschaftlichen Minderheit oder der Mehrheitskultur auftritt.

Die Wahrnehmung entwickelt sich typischerweise in eine sehr selektive Richtung. Wahrgenommene Phänomene, die die transzendent überhöhte Sichtweise stützen, werden intensiv verinnerlicht, berichtet und erinnert. Solche, die nicht ins Muster passen, werden wenig beachtet oder ignoriert, nicht berichtet und rasch vergessen. Passend dazu gestaltet sich das Denken zunehmend mono- oder oligothematisch, repetitiv und stereotyp. Diese Phänomene sind insbesondere für Außenstehende sowohl auf individueller als auch gesellschaftlicher Ebene leicht zu beobachten. Dagegen scheint dies von betroffenen Individuen und Gruppen selber kaum realisiert zu werden. Die diskursive Kommunikation betroffener Individuen am Arbeitsplatz in den Pausengesprächen, am Essenstisch, in den Familien, beim Feierabendbier oder bei Partys und Festen engt sich ebenfalls auf charakteristische Art und Weise ein. Gleiches gilt für den entsprechenden Diskurs größerer sozialer Gruppen, etwa in den verschiedenen Formen der medialen gesellschaftlichen Kommunikation. Meist wird die transzendente Thematik intensiv bearbeitet, wobei es bei transzendenter Übertreibung oft zu Erörterungsverboten, Gretchenfragen oder Gesinnungsbeteuerungen (▶ Tab. 4.2) kommt, oder die Thematik wird im Wissen um deren Konflikthaftigkeit intensiv gemieden. Eine unbefangene, sachlich engagierte und zugleich tolerante Erörterung unterschiedlicher Sichtweisen oder von Verhaltensalternativen ist im Hinblick auf die transzendente Thematik zumindest in der Übertreibung kaum noch möglich. Allzu leicht entgleitet die Kommunikation in diesem Zustand in affektiv erregte, aggressive oder resignative Stereotypien. Insgesamt kann die Kommunikation deskriptiv als repetitiv und stereotyp beschrieben werden, womit die Stigmata der Unfreiheit aufleuchten (TvE 2015, Kap. 9.2.1). Qualitativ erinnert das diskursiv kommunikative Muster an den Zustand der weiter oben beschriebenen Konfliktkommunikation (▶ Exkurs 2.2).

Im Hinblick auf das übergeordnete Sozialverhalten können Unterschiede abhängig davon erkannt werden, ob die transzendente Übertreibung innerhalb einer gesellschaftlichen Minderheitengruppe oder einer großen, dominanten Subgruppe der Gesamtgesellschaft stattfindet. Im ersteren Fall tendieren die Gruppenteilnehmer zu festem Zusammenhalt, zunehmenden Rückzug aus den sozialen Kontexten der Gesamtgesellschaft und sektiererischer Isolation. Findet die transzendente Übertreibung im Kontext einer gesellschaftlich dominanten Subgruppe statt, werden Außenstehende ausgegrenzt, diskriminiert, unterdrückt und moralisch abgewertet. In allen Konstellationen scheint die Bereitschaft zu extremen, fanatischen und gewalttätigen Verhaltensweisen im Zustand der transzendenten Übertreibung erkennbar zu wachsen.

In der transzendenten Übertreibung wird ein einzelnes transzendentes Ziel oder System verabsolutiert, übermächtig und sakralisiert. Es dominiert in der Folge alle anderen transzendenten und nicht-transzendenten Ziele.

Die Wahrnehmung verengt sich und wird zunehmend selektiv. Selbiges gilt für das Denken, das sich mono- oder oligothematisch gestaltet und zunehmend repetitiv und stereotyp wird. Der Diskurs wird zunehmend von Erörterungsverboten, Gretchenfragen und Gesinnungsbeteuerungen geprägt. Der Verhaltensspielraum wird durch postulierte Alternativlosigkeiten und einen affektiv getriebenen Handlungsdruck stetig enger.

In der Minderheitenposition entwickelt sich meist ein sozialer Rückzug oder eine sektiererische Isolierung der Kleingruppe von der Gesamtgesellschaft. In der Mehrheitsposition entwickeln sich Ausgrenzungsverhalten, Diskriminierung, Unterdrückung und Verteufelung Andersdenkender. In beiden Positionen wächst die Bereitschaft zur Gewalt.

5.3 Die transzendente Immunisierung

Dieses Buch möchte einen Beitrag dazu leisten, eine transzendente Immunisierung zu fördern.

Auch das geistige Leben, das Denken, die Vorstellungen, die Sprache, Theorie und Kultur sind schlussendlich psychobiologische und damit körperliche Phänomene (TvE 2003). Vor diesem Hintergrund ist es durchaus plausibel, den medizinischen Begriff der Immunisierung auch für psychische bzw. geisteswissenschaftliche Phänomene fruchtbar zu machen.

Das immunologische System von Lebewesen ermöglicht es ihren Körpern, in einer sich wandelnden Umwelt zu bestehen. Antigene wie z. B. Viren oder Bakterien, die das eigene Leben bedrohen, müssen beherrscht werden, aber eine zu heftige Gegenreaktion gegen unvertraute Strukturen stellt selber ein Problem, manchmal eine gravierende Krankheit, dar. Mit vielen Fremdkörpern kann eine Symbiose eingegangen werden, die allen Seiten nützt. Solche Symbiosen stellten in der Entwicklungsgeschichte des Lebens manchmal die entscheidenden Sprünge nach vorne dar. Man denke hier etwa an die Symbiose von bakteriellen Strukturen in Form der Mitochondrien und den schon weiterentwickelten Zellen mit Zellkern (Eukaryoten), die Grundlage der gesamten weiteren Entwicklung des tierischen Lebens wurde.

Entscheidend für das gute Leben und Überleben des Individuums, der gesellschaftlichen Gruppen und der menschlichen Art als solche ist es, das richtige Maß zwischen Wehrlosigkeit gegenüber schädlichen Einflüssen und inflammatorischer Überreaktion auf Gegebenheiten zu finden, die an sich gar keine Bedrohung für die eigene Integrität darstellen.

Ganz ähnlich könnte es sich verhalten mit dem kulturellen Umgang mit dem Phänomen des transzendenten Triebs, der transzendenten Bedürfnisse, Motivation und dem transzendenten Verhalten. Die Kunst wird darin bestehen, die motivationale Wirklichkeit möglichst realistisch zu erkennen, wie sie ist, das Gegebene wie die eigene Persönlichkeit und Körpergestalt zu akzeptieren und für die eigene Person und Gesellschaft optimale Anpassungsstrategien zu entwickeln. Dies betrifft nicht nur die strukturellen Gegebenheiten der transzendenten Motivation, sondern auch die Inhalte der transzendenten Semantik.

Es ist grundsätzlich keinesfalls irrelevant, welche Inhalte und ganz konkreten transzendenten Ziele, Vorstellungen, Sitten und Ideale innerhalb eines transzendenten Systems vertreten, gepflegt und tradiert werden. Diese Phänomene werden durch den Begriff der transzendenten Semantik repräsentiert, der an dieser Stelle jedoch – wie weiter oben schon wiederholt betont – nicht näher ausgeführt werden soll.

Viele Menschen der heutigen Zeit, insbesondere wenn sie in westlich geprägten kulturellen Kontexten aufgewachsen sind, kennen die Einbettung des eigenen Lebens in den Deutungshorizont eines transzendenten Systems – sei es nun eine Religion oder transzendent geprägte säkulare Weltanschauungen wie den Kommunismus/Sozialismus – nicht mehr aus eigener unmittelbarer, existentieller Erfahrung. Insofern sind sie möglicherweise nur wenig sensibilisiert gegenüber transzendenten Übertreibungen neu aufkommender, unter anderem auch transzendent motivierter politischer oder zivilgesellschaftlicher Bewegungen. Andere haben die Erfahrungen antiindividualistischer Exzesse und der damit verbundenen Ausgrenzungsdynamiken in transzendent motivierten totalitaristischen Gesellschaften noch am eigenen Leib gemacht, und mögen übersensibilisiert sein, allergisch reagieren und bereits diskreteste Tendenzen der säkularen transzendenten Sinngebung brandmarken, obwohl sie doch dem menschlichen Wesen entspricht. Gleichzeitig sollten die Gefahren, die mit einer immanenten, kollektiven säkularen Sinngebung verbunden waren wie sie etwa aus den faschistischen und sozialistischen bzw. kommunistischen Ideologien und Bewegungen des 20. Jahrhunderts hervorgingen, nicht übersehen werden, um Wiederholungen in unserer Gegenwart vorzubeugen.

Ein erster wichtiger Schritt für die weitere Entwicklung des geistigen Lebens zu Beginn unseres dritten Jahrtausends sollte darin bestehen zu erkennen und anzuerkennen, dass es die Phänomene gibt, die hier mit dem Begriff des transzendenten Triebs beschrieben werden. Dabei sind die transzendenten Bewegkräfte nicht Ergebnis und konstruiertes Produkt der transzendenten Kulturen. Vielmehr verhält es sich umgekehrt: Die Kulturen und transzendenten Systeme sind entstanden, weil es den transzendenten Trieb gibt.

Stimmt diese These, ist eine Selbstaufklärung über die Phänomenologie, Struktur und Psychodynamik des transzendenten Triebs Voraussetzung dafür, dass sich die transzendente Kultur der Menschheit im neuen Jahrtausend auf eine möglichst freie, humane, tolerante und wohlbringende Art und Weise für Mensch und Natur entwickeln kann.

Transzendente Triebe, Bedürfnisse und Motivationen gehören zu den wirk-mächtigsten Bewegkräften menschlichen Verhaltens. Sie können zum Wohl und zum Wehe von Mensch und Natur eingesetzt werden.

In Unkenntnis der Natur und Psychodynamik transzendenter Motivation kann der ökologische Raum potentiell freien (u. a. transzendenten) Verhaltens schrumpfen. Auch kann eine manipulative transzendente Motivation zur Durchsetzung verdeckter Ziele instrumentalisiert werden.

Phänomenologie, Struktur und Psychodynamik der transzendenten Beweg-kräfte vollständig zu verstehen ist Voraussetzung dafür, diese existentielle Dimension menschlichen Lebens und Verhaltens zukünftig möglichst frei, vernünftig, human, tolerant und für Mensch wie Natur wohlbringend zu entwickeln.

Literatur

Aristoteles (2011) Über die Seele. Reclam

Aristoteles (c. 340 BC) De anima, 412a13-16; 413a22-25; 415b13. (transl. by W.S. Hett). Zitiert nach: http://www.biological-concepts.com/views/search.php?me=life&ft=&q=Start; http://www.biological-concepts.com/views/search.php?me=&ft=&q=Start (Zugriff: 17.03.2020)

Austin JL (1962) How to Do Things with Words. Harvard University Press, Cambridge MA

Bannenberg B (2010) Amok. Ursachen erkennen – Warnsignale verstehen – Katastrophen verhindern. Gütersloher Verlagshaus

Birbaumer N, Schmidt RF (2010) (7. Auflage) Biologische Psychologie. Springer, Heidelberg

Bleuler E (1966) Lehrbuch der Psychiatrie; Neudruck der 10. Auflage, umgearbeitet von Manfred Bleuler. Springer Verlag, Berlin

Büttner S (2006) Die Französische Revolution – eine Online-Einführung: Wirkungsbereiche, IV. Kirche und Religion. vgl.: https://www.historicum.net/themen/franzoesische-revolution/einfuehrung/wirkungsbereiche/art/IV_Kirche_und/html/artikel/493/ca/6332c0a44d/ (Zugriff: 01.03.2020)

Butzer RJ (2014) Trieb. In: Mertens W (Hrsg.) Handbuch psychoanalytischer Grundbegriffe. 4. Auflage. Kohlhammer, Stuttgart. S. 980 ff.

Canetti E (1980) Masse und Macht. Fischer, Frankfurt/Main

Carnap R (1928; 2005) Scheinprobleme der Philosophie. Meiner, Hamburg

Carnap R (1930) Die alte und die neue Logik, Erkenntnis 1:12–26.

Chomsky N (1965) Aspects of the Theory of Syntax. MIT Press, Cambridge

Consortium IH (2005) A haplotype map of the human genome. Nature 437:1299–1320

Crawford JR, Parker DM, McKinlay WW [Eds.] (1994) A Handbook of Neuropsychological Assessment. Lawrence Erlbaum Associates Publishers, Hove, Hillsdale

Darwin C (1859) On the orign of species by means of natural selection or the preservation of favoured races in the natural struggle for life. John Murray, London

Eysenck MW, Keane MT (2010) Cognitive Psychology. A Students' Handbook. Sixth Edition. Psychology Press, Taylor & Francis, Hove. New York

Foucault M (1961) Histoire de la folie. Librairie Plon. Paris (Deutsche Übersetzung: Wahnsinn und Gesellschaft. 20. Auflage 2013. Suhrkamp, Frankfurt)

Freud S (1915/2017) Triebe und Triebschicksale. Psychologie des Unbewußten. Studienausgabe, Band III, Fischer, Frankfurt/Main

Freud S (1920) Jenseits des Lustprinzips. Internationaler Psychoanalytischer Verlag, Leipzig, Wien und Zürich; zitiert nach: Reclam Verlag, Herausgegeben von Lothar Bayer und Hans-Martin Lohmann, Stuttgart 2013; S. 51

Hallberg B (1979) Die Jugendweihe. Zur deutschen Jugendweihetradition. 2. Auflage. Vandenhoeck & Ruprecht, Göttingen

Haslam J (1809) Observations on madness and melancholy. London

Hecker E (1871) Die Hebephrenie. Ein Beitrag zur klinischen Psychiatrie. Arch Pathol Anat Physiol Klin Med 52:394–429

Heckhausen J, Heckhausen H (2018) Motivation und Handeln. 5. Auflage. Springer, Berlin Heidelberg

Hedonistische Internationale (2019) https://worldcongress.hedonist-international.org/?page_id=755&lang=de (Zugriff: 17.03.2020)

Heimer L, van Hoesen GW, Trimble M, Zahm DS (2008) Anatomy of Neuropsychiatry. The new anatomy of the basal forebrain and its implications for neuropsychiatric illness. Elsevier, Amsterdam

Herman ES, Chomsky N (1994) Manufactoring Consent. The political economy of the mass media. Vintage Books, London

Hess V, Herrn R (2015) Die Funktion eines allgemeinen Krankheitsbegriffs aus historischer Perspektive. Der Nervenarzt 86(1):9–15

Hirschmüller A (2014) Sublimierung. In: Mertens W (Hrsg.) Handbuch psychoanalytischer Grundbegriffe. 4. Auflage. Kohlhammer, Stuttgart, S. 910 ff.

Homer (Roland Hampe: 1986) Ilias. Reclam, Stuttgart

Huber G (2005) Psychiatrie. Lehrbuch für Studium und Weiterbildung. 7. Auflage. Schattauer, Stuttgart

James W (1902) The Varieties of Religious Experience. A Study in Human Nature. The Perfect Library

Jaspers K (1948) Allgemeine Psychopathologie. 5., unveränderte Auflage. Springer, Berlin, Heidelberg

Jaspers K (2011) Die Chiffren der Transzendenz. Schwabe, Basel

Kraepelin E (1913) Psychiatrie. Ambrosius Barth, Leipzig

Kaegi D (2009) Philosophie der Lust. Orell Fuessli, Zürich

Kramarz J (1965) Claus Graf Stauffenberg. 15. November 1907–20. Juli 1944. Das Leben eines Offiziers. Frankfurt/Main

Leuba JH (1909) The Psychological Origin and the Nature of Religion. Archibal Constable & Co., London. Kessinger Legacy Reprints

MacLean PD (1990) The Triune Brain in Evolution: Role in Paleocerebral Functions, Springer Science & Business Media

Maslow A (1943) A Theory of Human Motivation. Psychological Review 50:370–396

Maslow A (1971) The farther reaches of human nature. Esalen Book Penguin

Mertens W (Hrsg.) (2014) Handbuch psychoanalytischer Grundbegriffe. Kohlhammer, Stuttgart

Nietzsche F (1889) Götzendämmerung oder wie man mit dem Hammer philosophiert. Zitiert nach: Kritische Studienausgabe, hrsg. v. Colli G und Montinari M. 12. Auflage 2017. De Gruyter, Berlin

NZZ (Neue Züricher Zeitung) (2019) zitiert nach: https://www.nzz.ch/panorama/fruchtbarkeitsarzt-zeugt-in-niederlanden-49-kinder-ohne-zustimmung-ld.1474900. (Zugriff am 29.03.2020)

Peters UH (2011) Lexikon Psychiatrie, Psychotherapie, Medizinische Psychologie 6. Auflage. Urban & Fischer, München

Prinz W (2004) Der Mensch ist nicht frei. Ein Gespräch. In: Geyer C (Hrsg.) Hirnforschung und Willensfreiheit. Die Deutung der neuesten Experimente. Suhrkamp, Frankfurt/Main. S. 20 ff.

Ratzinger J (2003) Glaube, Wahrheit, Toleranz. Das Christentum und die Weltreligionen. Herder, Freiburg

Scharfetter C (2010) Allgemeine Psychopathologie. 6., überarbeitete Auflage. Thieme, Stuttgart

Schneider K (1950) Die psychopathischen Persönlichkeiten. 9. Auflage. Franz Deuticke, Wien

Schneider K (1958) Klinische Psychopathologie. Thieme, Stuttgart

Sloterdijk P (2018) https://www.nzz.ch/feuilleton/35-jahre-nach-der-kritik-der-zynischen-vernunft-peter-sloterdijk-analysiert-das-zynische-bewusstsein-zu-beginn-des-21-jahrhunderts-ld.1447498#1#(Zugriff am 17.03.2020)

Sprenger S (1999) Zur Bedeutung des Grabraubes für sozioarchäologische Gräberfeldanalysen: eine Untersuchung am frühbronzezeitlichen Gräberfeld Franzhausen I, Niederösterreich. Horn: Berger

Stegmüller W (1989) Hauptströmungen der Gegenwartsphilosophie. Band I. Kapitel 9. 7. Auflage. Alfred Kröner, Stuttgart

Storck T (2018) Trieb. Grundelemente psychodynamischen Denkens. Kohlhammer, Stuttgart

Szasz TS (1976) Schizophrenia: the sacred symbol of psychiatry. Br J Psychiatry 129:308–316.

Szasz TS (2010) The Myth of Mental Illness: Foundations of a Theory of Personal Conduct. Lipincott

Tebartz van Elst L (2003) BioLogik. Leben, Denken, Wirklichkeit. Eine Genealogie der Logik. NoRa, Berlin

Tebartz van Elst L (2007) Persönlichkeitsstörungen als Frontalhirnsyndrom. Eine integrative neuropsychiatrische Modellvorstellung. In: Barnow S (Hrsg.) Persönlichkeitsstörungen. Springer, Berlin

Tebartz van Elst L, Perlov E (2013) Epilepsie und Psyche. Psychische Störungen bei Epilepsie – Epileptische Phänomene in der Psychiatrie. Kohlhammer, Stuttgart

Tebartz van Elst L (2015) Freiheit. Psychobiologische Errungenschaft und neurokognitiver Auftrag. Kohlhammer, Stuttgart

Tebartz van Elst L (2017) Vom Anfang und Ende der Schizophrenie. Eine neuropsychiatrische Perspektive auf das Schizophreniekonzept. Kohlhammer, Stuttgart

Tebartz van Elst L (2018) Autismus und ADHS. Zwischen Normvariante, Persönlichkeitsstörung und neuropsychiatrischer Krankheit. 2. Auflage. Kohlhammer, Stuttgart

Tebartz van Elst L (2019) Hochfunktionaler Autismus bei Erwachsenen. Fortschr Neurol Psychiatr 87:381–397.

Toepfer G (2017) Leben, in: Kirchhoff T, Karafyllis N (Hrsg.) Naturphilosophie. Ein Lehr- und Studienbuch. UTB/Mohr Siebeck, Tübingen. S. 159–164

Tölle R, Windgassen K (2009). Psychiatrie. 15. Auflage. Springer, Berlin

von Ockham W (1999) Summe der Logik/Summa logica. Meiner, Hamburg

Whitehead AN (1985) Process and Reality. Corrected Edition by David Ray Griffin and Donald W. Sherburne. The Free Press, New York

Whitehead AN (1990) Wie entsteht Religion? Suhrkamp, Frankfurt/Main

Wiesse J (2014) Lustprinzip. In: Mertens W (Hrsg.) Handbuch psychoanalytischer Grundbegriffe. 4. Auflage. Kohlhammer, Stuttgart. S. 542 ff.

Wittgenstein L (1963) Tractatuis logico-philosophicus. Edition Suhrkamp, Frankfurt/Main

Wolf C (2011) Kassandra. Suhrkamp, Berlin

Glossar

Analytische Geometrie	Form der Mathematik, die es erlaubt, im n-dimensionalen Raum zu rechnen, wobei die klassische euklidische Mathematik als Grenzfall enthalten ist und weiter widerspruchsfrei funktioniert.
Archikortex	von griechisch: ἀρχή, lateinisch: arche, deutsch: Anfang/alt, und lateinisch: cortex, deutsch Rinde; der entwicklungsgeschichtlich ältere Teil des Großhirns bei Menschen und Säugetieren, zu dem limbische Strukturen wie der Hippocampus (wichtig für die Gedächtnisbildung), die Amygdala (wichtig für die Emotionsverarbeitung), der Nucleus accumbens (wichtig für Belohnungsverhalten) und Teile der Inselregion des Großhirns gehören.
Axiom	griechisch: ἀξίωμα, deutsch: als wahr angenommener Grundsatz; ein Axiom ist ein Grundsatz einer Theorie, der innerhalb dieses Systems nicht begründet, sondern als gegeben oder wahr gesetzt wird.
Chaos	altgriechischer Begriff: χάος, lateinisch: cháos; Chaos bezeichnet einen Zustand völliger Unordnung und völligen Wirrwarrs; in der griechischen Mythologie war Chaos der Urzustand der Welt, bis das kosmische Wirkprinzip alles Seiende und insbesondere die ersten Götter schuf.
Diathese	griechisch: διάθεσις, lateinisch: diáthesis, deutsch: Aufstellung, Zustand, Handlungsrichtung; in der Medizin eine Neigung oder Disposition zu einer Erkrankung; Veranlagung
Diskurs	aus dem Lateinischen: discursus, deutsch: umherlaufen. Gemeint ist das hin und hergehende Gespräch, die Summe der Diskussionen, Meinungen und Positionierungen in einer Gesellschaft zu einem Thema.
Entelechie	aus dem Griechischen von ἐντελέχεια = entelecheia, zusammengesetzt aus ἐν = en (in), τέλος, telos (Ziel), ἔχειν, echein (haben/halten). Der Begriff wurde von Aristoteles in die Metaphysik eingebracht und meint die Potenz eines Lebewesens (einer Substanz), sich hin zu der Struktur oder Form zu entwickeln, die ihm als Wesen (Idee) innewohnt.
endogen	aus dem Griechischen: ἐνδ, endo (von innen), γεν, γενεά = geneá (Geburt), endogen, deutsch: im Inneren erzeugt; von innen, aus sich heraus entstehend

Eros	aus dem Griechischen: ἔρως, érōs, deutsch: Liebe oder Begehren; griechischer Gott der Liebe; in der Philosophie mystisch interpretierte Bewegkraft des Lebens in Form eines starken Verlangens oder Begehrens, welches sich fraglich der Freiheit menschlicher Entscheidungsfähigkeit entziehen kann; Nach S. Freud Name für den Lebenstrieb.
Ethologie	aus dem Griechischen: ἔθος, deutsch: Gewohnheit, Sitte, Brauch, und λόγος, logos, deutsch: geistiges Vermögen, Vernunft. Als Ethologie bezeichnet man die vergleichende Verhaltensforschung oder die Verhaltensbiologie.
Etymologie	die Lehre von der Herkunft und Geschichte von Wörtern und Begriffen
Euklidische Mathematik	Mathematik im anschaulichen dreidimensionalen Raum
Existenz	aus dem Lateinischen: existentia, deutsch: Bestehen, Dasein; in der Philosophie wird damit das Vorhandensein eines Objekts gemeint, wobei unspezifiziert bleibt, ob es sich um ein materielles physikalisches Vorhandensein oder ein ideelles oder spirituelles Vorhandensein handelt.
Freiheit	eine konkrete Handlung wird als frei klassifiziert, wenn i. bewusst, ii. aus Gründen, iii. über existierende Verhaltensalternativen iv. entschieden und entsprechend gehandelt wurde. Nach philosophischen Kriterien muss zusätzlich das Postulat der individuellen Erstauslösung der Entscheidung und Handlung erfüllt sein.
Genotyp	die Summe der Erbanlagen und Gene eines Individuums
Glutamat	wichtigster exzitatorischer (= aktivierender) Neurotransmitter des Gehirns
Hermeneutik	aus dem Altgriechischen: ἑρμηνεύειν, lateinisch: hermēneúein, deutsch: auslegen, deuten, erklären, übersetzen; die Hermeneutik ist die Lehre von der Interpretation und vom Verstehen von Texten und Symbolen und im weiteren Sinne auch vom Erleben und Verhalten von Menschen. Es geht unter anderem darum, wie die Sinnhaftigkeit (intentionale Struktur) von Texten, Kulturprodukten aber auch von Erlebens- und Verhaltensweisen von Menschen erkannt werden kann.
Heuristik	aus dem Griechischen: εὑρίσκω, lateinisch: heurísko, deutsch: ich finde, bzw. vom griechischen Verb: εὑρίσκειν, lateinisch: heurískein, deutsch: auffinden, entdecken. Der Begriff Heuristik bezeichnet die Kunst, mit begrenztem Wissen, unvollständigen Informationen und wenig Zeit dennoch zu wahrscheinlichen Erkenntnissen über komplexe Systeme zu gelangen.
Hedonismus	aus dem Altgriechischen von ἡδονή, lateinisch: hēdonḗ, deutsch: Freude, Vergnügen, Lust, Genuss, sinnliche Begierde; philosophische Lehre, nach der der Mensch in erster Li-

nie nach Lust und Freude streben sollte und diese damit den Sinn des Lebens ausmachen.

Homöostase
aus dem Griechischen: ὁμοιοστάσις, lateinisch: homoiostásis, deutsch: Gleichstand; Homöostase bezeichnet die Aufrechterhaltung eines Gleichgewichtszustandes in einem offenen dynamischen System wie z. B. einem Lebewesen.

Hyperbulie
aus dem Griechischen: ὑπέρ, hyper, deutsch zu viel; βουλία, boulia, deutsch: Wille; ein zu viel des Wollens; der Begriff wird in der Psychopathologie als Fachbegriff für überwertige Ideen verwendet. Dabei handelt es sich um Leitgedanken, Grundeinstellungen, Ideale oder Ziele, die alles andere Wollen eines Menschen dominieren und so zu rücksichtslosen, unangepassten und of destruktiven Verhaltensweisen führen.

Identität
aus dem Lateinischen von idem, deutsch: derselbe, dasselbe; Identität meint in der Kriminologie die Zuordnung eines biologischen Körpers zu einer sozialen Person oder einem Individuum; in der Logik meint der Begriff, dass die Relation zwischen zwei Größen die der vollständigen Übereinstimmung ist; in der Psychologie wird von Identität auch im Sinne eines Ich-Ideals bzw. eines transzendenten Ziels gesprochen.

idiopathisch
medizinisch-nosologischer Fachbegriff; ein Syndrom ohne erkennbare Ursache wird idiopathisch manchmal auch essentiell genannt.

Instinkt
auch Naturtrieb genannt; als Instinkt bezeichnet man angeborene, triebhafte Verhaltensweisen, bei denen aufgrund bestimmter Schlüsselreize (z. B. dem hingehaltenen Finger bei einem Baby) bestimmte Verhaltensweisen (z. B. Greifbewegung) resultieren.

Intelligenz
aus dem Lateinischen: intelegere; lateinisch: intellectus; der Begriff meint im Deutschen am ehesten Verstand, Vernunft, Einsichtsfähigkeit.

Kategorie
aus dem Griechischen: κατηγορία, lateinisch: kategoria, deutsch: ursprünglich Anklage, gemeint ist aber eher eine Eigenschaft, Aussage oder ein Prädikat; Aristoteles definiert in seiner Kategorienlehre zehn Eigenschaften bzw. Kategorien, die allem Seienden notwendig zukommen wie Substanz (was es ist: z. B. Tier, Mensch, Stein); Qualität (wie es beschaffen ist: etwa fest oder flüssig), Quantität (wie groß es ist), Örtlichkeit (wo es ist), Zeitlichkeit (wann es wo ist) usw. Da die Kategorien notwendig allem Seienden zukommen, übersteigen sie das einzelne Seiende (transzendieren es). Das inhaltlich Gemeinte wird in der mittelalterlichen Philosophie (Scholastik) auch Transzendentalie genannt.

Kosmos
aus dem Griechischen: κόσμος, lateinisch: kosmos, deutsch: Weltall; gleichzeitig in der griechischen Mythologie die Kraft, die bewirkte, dass sich aus dem ursprünglichen Chaos die

Götter der ersten Generation, die Titanen (Gaia, Nyx, Erebos, Tartaros, Eros) entwickelten.

Libido   aus dem Lateinischen: libido, deutsch: Begehren, Begierde; psychoanalytischer Begriff, der insbesondere die sexuelle Triebenergie meint.

Linguistik   Sprachwissenschaft

Lustprinzip   Gesetzmäßigkeit in S. Freuds Triebtheorie, nach der das Verhalten von Lebewesen durch die Suche nach Abbau von Triebspannung (Hunger, Durst, sexuelle Lust etc.) geleitet wird.

Neokortex   aus dem Lateinischen: neo, deutsch: neu und lateinisch: cortex, deutsch: Rinde; die entwicklungsgeschichtlich jüngsten Hirnstrukturen bei Menschen und Säugetieren; der Neokortex macht etwa 90% der Großhirnrinde aus und ist von zentraler Bedeutung für die Verknüpfung von Informationen aus verschiedenen Subsystemen des Gehirn (multisensorische Integration).

NGO   aus dem Englischen: non-governmental organization, deutsch: Nichtregierungsorganisation

Nous   aus dem Griechischen νοῦς, latinisiert: nous, der Begriff mein inhaltlich den Verstand, die Vernunft, den Geist oder Intellekt von Menschen.

Nosologie   die Lehre von den Krankheiten

Ökologie   aus dem Griechischen: οἶκος, lateinisch: oikos, deutsch: Haus, Haushalt; und griechisch: λόγος, lateinisch: logos, deutsch: die Lehre; die Ökologie ist eine Teildisziplin der Biologie, die Beziehungen von Lebewesen (Organismen) untereinander und zu ihrer unbelebten Umwelt zum Gegenstand hat.

Ontogenese   aus dem Griechischen: ὄν, lateinisch on, deutsch: das Seiende sowie griechisch: γένεσις, lateinisch: génesis, deutsch: Geburt, Entstehung; die Ontogenese beschreibt die Werdensgeschichte eines einzelnen Lebewesens.

Ontologie   aus dem Griechischen: ὄν, lateinisch on, deutsch: das Seiende und griechisch: λόγος, lateinisch: logos, deutsch: die Lehre; die Lehre vom Seienden; die philosophische Disziplin der Ontologie thematisiert die Beziehung des als wesentlich, notwendig und ewig gedachten Seienden auf der einen Seite und den dinglich fassbaren, aber vergänglichen Erscheinungen der empirischen Wirklichkeit auf der anderen Seite.

Paläokortex   aus dem Griechischen: παλαιός, lateinisch palaiós, deutsch: alt und dem Lateinischen: cortex, deutsch: Rinde; gemeint ist die alte Hirnrinde oder das Althirn; der Paläokortex ist der älteste Teil der Hirnrinde. Dazu gehört beim Menschen vor allem der Riechkolben, in dem die aus dem Riechnerven kommenden Geruchswahrnehmungen verarbeitet werden.

Parenthese	aus dem Griechischen: παρένθεσις, lateinisch: parénthesis, deutsch: Einschub
pars pro toto	rhetorische Figur; Bedeutung: ein Teil steht für das Ganze (Beispiel: die Schizophrenie steht für die ganze Psychiatrie)
Phänotyp	das Aussehen bzw. die Eigenschaften eines Individuums, diese hängen u. a. vom Genotyp sowie von Umweltfaktoren ab.
Phylogenese	aus dem Griechischen: φῦλον, lateinisch: phýlon, deutsch: Stamm, sowie griechisch: γένεσις, lateinisch: génesis, deutsch: Ursprung, auch Phylogenie genannt. Die Begriffe bezeichnen die evolutionäre Stammesgeschichte des Lebens insgesamt sowie der einzelnen Arten von Lebewesen.
Postulieren	aus dem Lateinischen: postulāre, deutsch: haben wollen, fordern, verlangen; eine Forderung stellen, eine Behauptung aufstellen
Pragmatik	aus dem Griechischen: πρᾶγμα, lateinisch: pragma, deutsch: Handlung; die Pragmatik eines Themas oder einer Angelegenheit thematisiert, wie diese Angelegenheit z. B. mit einer Entscheidung in einer konkreten Handlungssituation einhergeht.
Primärtrieb	nach Sigmund Freud schon bei Geburt vorhandene Bewegkraft des Lebens wie Lebenstrieb, Nahrungstrieb, Sexualtrieb
Profan	aus dem Lateinischen von pro (vor) und fanum (geheiligter Ort); Bedeutung: sich vor dem Heiligtum befindend und damit nicht heilig, nicht in einem Zusammenhang stehend mit einem Kult, rituellen oder religiösen Bezügen
Realitätsprinzip	Gesetzmäßigkeit in Sigmund Freuds Triebtheorie, nach der das Verhalten von Lebewesen zwar vom Lustprinzip geleitet wird, der Erkenntnisapparat es aber erlaubt, lustbetontes Verhalten zugunsten eines höheren späteren Lustgewinns zu verschieben.
Sakrileg	aus dem Lateinischen: sacrilegium, deutsch: Tempelraub; ein Vergehen gegen Geheiligtes, heilige Personen, Objekte oder Orte
Salienz	Auffälligkeit; Begriff aus der Wahrnehmungspsychologie, der beschreibt, wie sehr ein Reiz vor anderen Hintergrund- oder Rahmenreizen heraussticht.
Sekundärtrieb	Freud'sche Annahme triebhafter Wirkkräfte, die sich erst im Laufe der Entwicklung von Menschen herausbilden; aus der Perspektive des subjektiven Erlebens auch Bedürfnis genannt wie Bedürfnis nach Leistung oder Anerkennung
Semantik	sprachwissenschaftlicher Begriff. Die Semantik ist die Lehre von den Bedeutungen von Wörtern und Begriffen.
SNP	Single Nucleotide Polymorphism = Kopierfehler bei der Replikation der DNA, bei der ein Basenpaar durch ein falsches ersetzt wird (= Punktmutation).

Sublimierung	aus dem Lateinischen: sublimis, deutsch: hoch in der Luft befindlich, schwebend; etwas wird durch einen Veredelungsprozess auf eine qualitativ höhere Ebene gebracht; in Sigmund Freuds Triebtheorie meint Sublimierung den Vorgang bei dem die Verdrängung sexueller Triebenergie zur Schaffung höherer Kulturgüter führt wie z. B. Literatur, Musik etc.
Syntax	sprachwissenschaftlicher Begriff. Satzlehre. Die Syntax beschreibt die Regeln, nach denen aus Wörtern Sätze gemacht werden können.
Thanatos	aus dem Griechischen: θάνατος, lateinisch: thánatos, deutsch: Tod; griechischer Gott des Todes; in der Freud'schen Theorie Name für den Todestrieb
Therapie	aus dem Altgriechischen: θεραπεία, lateinisch: therapeia, deutsch: Dienst, Pflege, Heilung
Telos	aus dem Griechischen: τέλος, lateinisch: telos, deutsch: Ziel
Teleologie	Lehre von der Zielhaftigkeit oder zielorientierten Steuerung von Prozessen; die Teleologie als Weltanschauung geht von der Grundannahme aus, dass äußere transzendente oder innere immanente Ziele als Bewegkräfte für die Ordnung der physikalischen und/oder biologischen Wirklichkeit existieren. So identifiziert z. B. Platon in Form der Ideen transzendente Wirkursachen als teleologische Ziele, in der christlichen Theologie nimmt Gott eine ähnliche Funktion ein. Aristoteles ging von in den Dingen und Lebewesen immanent vorhandenen Zielursachen aus, die ein Streben hin zu bestimmten Zielen bewirkten, womit das spätere Triebkonzept anklingt.
Transzendenz	aus dem Lateinischen: transcendentia, deutsch: das Übersteigen; philosophisch-theologischer Begriff zur Beschreibung von Wahrnehmungen, Kognitionen und Denkinhalten (Annahmen, Erkenntnissen), die den empirisch-objektivierbaren (immanenten) Bereich der Wirklichkeit verlassen (übersteigen, transzendieren).
transzendentales Subjekt	Begriff der Kant'schen Philosophie; Kant folgt der aristotelischen Kategorienlehre und der scholastischen Transzendentallehre insofern, als dass er zwölf Kategorien identifiziert (Qualität: Realität, Negation, Limitation; Quantität: Einheit, Vielheit, Allheit; Relation: inhärent, dependent, gemeinschaftlich; Modalität: Möglichkeit, Notwendigkeit, Zufälligkeit), die er als Verstandeskategorien ansieht, die dem transzendentalen Subjekt notwendig innewohnen. Die Kategorien oder Transzendentalien sind also nicht mehr Funktion oder Eigenschaft der Welt des Seienden (objektiv gegeben), sondern Funktion oder Eigenschaft des Erkennenden (subjektiv gegeben).
Transzendentalien	Begriff der mittelalterlichen Philosophie (Scholastik); Transzendentalien beschreiben Grundbegriffe bzw. Seinsweisen,

die allem Seienden zukommen, unabhängig davon, was und wie es ist, z. B. Größe (Quantität), Beschaffenheit (Qualität), Dinglichkeit (Substanz, z. B. Lebewesen, Stein, Gold). Transzendentalien übersteigen das jeweils einzelne Seiende (Pferd, Stein, Eisberg) insofern, als dass sie allem Seienden notwendig zukommen. Der Begriff ist erkenntnisgeschichtlich eng bezogen auf den Kategorienbegriff (siehe dort).

Trieb — angenommene Wirkkraft zur Erklärung von Verhalten von Lebewesen oder – komplizierter ausgedrückt – unbewiesene Grundannahme (axiomatisches Konstrukt) zur systematischen Erklärung wiederholter Beobachtungen im Bereich des Verhaltens

Überwertige Idee — siehe Hyperbulie

Validität — Gültigkeit; eine Annahme ist valide, wenn sie wirklich beschreibt, was sie beschreiben will; die Validität einer Messung, Theorie oder Aussage kann nicht gemessen, sondern nur begründet werden.

Sach- und Namensregister